JN046391

開かれた身体との対話

ALSと自己物語の社会学

伊藤 智樹 著

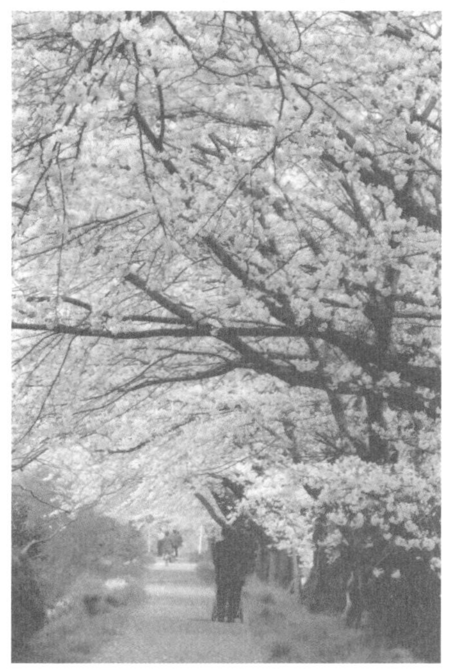

晃洋書房

プロローグ
――ALS の苦しみと開かれた身体――

この本を書き上げようとしている今から16年ほど前，ALS 患者による体験手記等を集めてトピックごとに整理した，立岩真也『ALS――不動の身体と息する機械』（立岩 2004）が出版されました．その中で特に目を引くのは，日本 ALS 協会の設立（1986年）に尽力し初代会長にもなった川口武久さんによる手記をめぐるふたつの章（第 7 章および第 8 章）です．それによれば，川口さんは気管切開をともなう人工呼吸器装着をめぐって逡巡し，時に矛盾した顔を見せています．一方で彼は「人工的な延命」は望まないと述べます．しかし他方で，当時自分が食べていた刻み食だって一種の「延命工作」ではないかと言われると，その通りと思いもします．「じつのところ，どこまでが自然の生で，どこから先が人工的に生かされていることになるのか，その境界をどこに置けばいいのか，私にはわからない．ただ言えることは，どんな処置をもってしても，もはや人間として生きることは望めないのに，人間のあみ出した機械でやみくもに生かされ続けるのは，ご免こうむりたい」（立岩 2004: 214; 川口武久 1985: 72）．

川口さんは，人とのコミュニケーションがとれなくなることは耐えられないことだと語っていますが，1980年代当時，意思伝達装置（コミュニケーション・エイド）の開発が進み，使用を始めている人もいる事実を知っていました．さらに，彼は日本 ALS 協会の設立運動などを通じて多くの影響を与えており，反応の中には「私たちのためにも生き延びてほしい」という声もありました（立岩 2004: 239）．それでも，川口さんは気管切開をすることなく，1994年に亡くなりました．川口さんの思いは複雑であり，決して単純化してとらえるべきではないでしょう．それをふまえたうえでなお言えるのは，彼にとって，気管切開をして人工呼吸器を着けて長く生きる道を選ぶには，どうしようもないほどの高い壁があったということです．「人工的な延命」だからとか，「コミュニケーションがとれなくなる」からといった理由が少なくとも論理的には成り立たないことは，彼自身もよくわかっていました．それだけでなく，彼に向かって「生き延びてほしい」と語る人，すなわち存在に承認を与えてくれる他者[1]がいることも知っていました．それでもなお覆せないほどの生き難さが，そこにはあったのです．

このように垣間見える生き難さは，それから35年以上が経とうとする今，どれほど変わったといえるでしょうか．この間，さまざまなことがありました．ALS を根治させる方法はまだないといわざるをえませんが，研究は続けられており，遺伝子治療や再生医療といった新しい分野も注目されています．患者のよい状態を保つための各種の装置も進歩し続けています．在宅医療の推進や介護保険制度の整備も進みました．それらの限界ないし問題点は多いとはいえ，少なくともそれらがなかった頃に比べれば，はるかに前進したと言ってよいかもしれません．

それでは，今の日本社会は，川口さんが生きていた時代よりも，ALS に関して生き易い社会になったと言い切ってよいのか．この本はこのような疑問から出発しています．医療技術や公的サービスの前進があっても，患者が経験する生き難さにはなお残る部分があるのではないか．その点では川口さんの頃とそれほど変わっていないのではないか．そして，さまざまな前進もあった今だからこそ，そうした生き難さに正面から目を向けるべきではないか．

この本は，日本 ALS 協会富山県支部の初代支部長（2007～2010）を務めた清水忠彦さんが残してくれた記録をもとにしています．それらの記録によって，清水さんは，人間の内面と，他者との関わりについて，多くのことを考える機会を与えてくれました．

私が清水さんと出会ったきっかけは，2007年 3 月，清水さんの支援者のひとりである中川美佐子さん（後出）が，私を彼に引き合わせたときでした．清水さんは，ALS の診断が確定する前は，脊髄小脳変性症かもしれないと言われていました．つまり，まだ診断が確定していない時期がありました．主治医は，清水さんに患者会の情報を提供しようとしましたが，当時は脊髄小脳変性症の患者会はまだ県内にはありませんでした[2]．そこで，患者の生活という点では近い部分もあるパーキンソン病の患者会があるという情報を提供しました．忠彦さんは，すぐには態度を決めなかったものの，「どういう人がいるのかな」と思って富山県パーキンソン病友の会[3]に入会しました．そのとき，事務局として中心になっていたのが中川さんだったのです．

第２章で述べますが，2006年夏に，どうやら忠彦さんはALSのようであると診断名が変わり，彼は絶望の底に沈みます．それを見かねた中川さんは，当時富山県内の難病患者会の連携組織だった「難病ネットワークとやま」[4]でALSをテーマにした企画を立て，そこに招いた今井尚志（いまいたかし）医師と忠彦さんをつなぎ，後日忠彦さんはセカンド・オピニオンを得る目的で今井医師のもとへ受診することになります（第３章）．そればかりか中川さんは，その受診に同行し，診察の一部始終をビデオに記録してきていました．

おそらく，今後のことを考えれば清水さんのそばにいる人が必要と中川さんは感じたに違いありません．当時，調査研究を目的にパーキンソン病友の会に参加していた私に白羽の矢がたったのは自然な成り行きでした．中川さんは，清水さんが次に今井医師のもとを受診する際に，私が同行して，ビデオに記録する役割を引き継いで欲しいと考えました．

2007年３月28日，私は中川さんに連れられて清水さんの自宅を訪ねました．落ち着いた雰囲気ではありましたが，忠彦さんと傍らにいた妻の広子さんには，どこか思いつめたような切迫感が感じられ，私は，自分のような者が大事な時期に近くにいるだけで負担になるのではないか，まして記録するなどと言ったら「傷つけられる」と受け止められはしないかと，内心びくびくしていました．しかし，忠彦さんは，拍子抜けするほどためらいなく「かまいませんよ」と言ったのです．そして，彼はこう言いました．記録に残しておけば，いつか誰かの役にたつかもしれない．

そのように言う忠彦さんを，この本のタイトルの一部分である「開かれた身体」という言葉でとらえてみたいと思います．この言葉は，カナダの医療社会学者アーサー・フランクによる研究をヒントにしています（Frank 1990, 1991, 1995; 伊藤 2012b）．フランクは，自らが癌になった経験をもとに，病いをもつに至った人がどのようにふるまい，生きていくのかについて，含蓄に富むと同時に発展途上でもある理論を作り出しました．その中で，病いに遭遇した人が意識せざるをえないポイントのひとつとして，「他者とのかかわり（relation to others）」があると述べています．これには，「互いに開かれている」場合と，「個々に閉じている」場合とがある．前者は，自らの身体を他者にさらし，互いにかかわろうとするのに対して，後者はそれらを行わない，とフランクは論じています（Frank 1995=2002: 59–62）．これは，困難な病いに遭遇した人の中に，他の患者との交流を求める人もいれば，心を閉ざす人もいる，という私たちの実感に照らせば，わかりやすい話ではないかと思います．清水さんは，患者が交流する必要性をしばしば訴えていたので，これらふたつのうち「互いに開かれている」身体を志向していたといえます．おそらくは，その一環として，いつか誰かの役にたつかもしれないと，自分が観察されることを許容したのでしょう．

忠彦さんの開かれた身体は私たちに何をもたらすのでしょうか．彼の身体が開かれたものであることによって吸い寄せられたひとりとして，私は何を語って応じることができるのか．この本は，それ自体が忠彦さんの開かれた身体に対する私なりの応答といえます．応答を語るには，少々の準備が必要です．次の第１章ではALSに関する時代情況，個人による病いの経験に接近するための視座と分析枠組みを導入します．そのうえで，第２章から，再び清水さんの経験を記述していきます．やや長い旅路になるかもしれませんが，どうぞお付き合いください[5)]．

注

1）この本で用いる「他者」という言葉は，私以外の人間を指すという点では「他人」に近いですが，「関係がない赤の他人」という意味ではなく，むしろ「重要な関係をもつ（と私から観察できる）他人」というニュアンスが含まれています．このような「他者」概念は，自己の形成には「重要な他者たち（significant others）」が関わると論じたジョージ・ハーバート・ミードの理論に影響を受けている部分があると私自身は考えています（Mead 1934）．

2）その後，2008年に脊髄小脳変性症（SCD）および多系統萎縮症（MSA）の患者会「とやまSCD・MSA友の会（わかち会）」が発足しました．

3）2007年６月に「全国パーキンソン病友の会富山県支部」となりました．

4）2004年から2018年にかけて，富山県の難病患者会をつなぐ組織として活動を重ねました．

5）この本は，日本社会学会の「日本社会学会倫理綱領にもとづく研究指針」に則り，調査協力者とのやりとりを行いました．まず，この本の最も主要な登場人物である忠彦さんとは，当初より研究発表を前提としたお付き合いでした．その際，彼から受けた要望は，もし自分が専門職の態度や公的サービスに不満をもったとしても，そのことを突出させないよう配慮してほしいということでした．その点に関して問題がないか，彼本人に確認をとることはもちろんできませんが，この本の主旨として，個別事例の不適切な部分に対する批判よりも，むしろこれから望まれるALS支援という観点で考察と提言を行う方針を一貫させたことで，考えられる限りの配慮と対応を行いました．

また，主要な人物（物語の語り手と聞き手）に関しては，この本が意義ある活動を発信する側面をもっていること，また多くのALS患者や家族・遺族等が実名を開示して社会的発信を行ってきた社会的情況をふまえて，実名表記を採用しました．既に亡くなった清水忠彦さんと村上達是さんに関しては，生前の意向をふまえて実名表記にしました．忠彦さんの場合，私が研究発表を初めた当初は，少し迷いも見せたため，慎重に匿名表記を採用したこともありました．しかし，忠彦さんは当時から新聞・テレビ報道に常に実名で出演したほか，多くの教育や研修，研究の場で自ら体験談を発信していました．また，私も並んで登壇したことが何度かありましたが，発表内容に関して事前にも事後にも要望を受けたことはありませんでした．これらのことを総合すると，支援専門職等への影響（自分の不満が突出した形で受け取られないか）を考える慎重さは一部に見られたものの，実名表記は少なくとも彼の意思に反するものとはいえないだろうと判断しました．また，村上さんは，初めて対面したときも（第5章第2節），その後行った手紙のやりとりでも，実名表記でかまわないと明言していたことから，生前の意思と一貫していると判断しました．それ以外の，主要な物語の聞き手として実名表記した方々については，この本の原稿を事前に送付し，了承を得たうえで必要な修正も行っています．

目次

第7章 考察と結論 143

第1章 ALSをめぐる情況

1 ALS＝終末期？
――揺らぎの時代――

ALS（筋萎縮性側索硬化症，Amyotrophic Lateral Sclerosis）は，神経細胞（脊髄の両側にある側索）の変性によって身体の動きが低下していく進行性の病気です．進行とともに，手を動かすこと，足を動かすこと，しゃべること，飲み込むこと，呼吸すること，これら生きるための基本的な動きが衰えていきます．症状が現れる部位や，進行のスピードは，人によって異なります．たとえば，手はほとんど上がらないが足はよく動くので散歩ができるとか，手足は普通に動くがしゃべるとろれつが回らないとか，同じ病気と思えないほど多様に見えることもあります．それでも，やがて病状は進行していき，多くの患者が基本的な動きの問題に直面していきます．ALSに関する研究は進められているものの，神経細胞変性の原因は，まだ明らかにはなっておらず，根治療法は確立していません．

このように聞くと，まったくなすすべのない絶望的な病気であるように聞こえるかもしれません．実際，インターネットで情報検索をしてみると，「おおむね3年から5年で死に至る」などと書かれていることが少なくありません．このことは，ALSになると，そう長くないうちに終末期を迎える，というイメージが流布していることを示しています．

こうしたイメージは，ALS患者への接し方にも大いに影響してきたと考えられます．たとえば，長年この病気の診療を経験してきたあるベテランの医師は，自分が若い頃には「患者に病名を告げるべきではない」とはっきり教えられたことを述懐していました．医師の年齢から推測して，おそらく1970年代～

80年代ごろのことと思われます．当時の日本は，ALS に限らず，死に至る病に際して，家族には知らせても本人には伝えない，あるいは，伝えるかどうかは家族に決めてもらうというやり方が，こんにち以上に一般的だったと考えられます[1)]．

しかし，時代は変わります．林秀明（元都立神経病院院長）は，2009年７月12日，日本 ALS 協会特別研修会での講演「これからの『ALS の医療ケア（＝生の拡充ケア）の実践』に向けて」の中で次のように述べています．

> ところで，TPPV[2)] 患者への対応は，神経病院では開設時からの課題でしたが，1982年の厚生省変性性神経疾患調査研究班の全国調査では，472名中 TPPV 患者数は63名（13％）と全国での TPPV 対応は未だ一般的ではなく，その上，TPPV 患者の５名（８％未満）だけが呼吸器装着期間が１年以上と，呼吸器装着しても ALS の予後はよくならないという結果が発表されました．
>
> しかし，神経病院では，1980−1990年の10年間で TPPV 患者数は46名と増加し，かつ，呼吸器装着期間１年以上が35名（76％）で，３年以上が27名（59％），更に５年以上が16名（35％）と，年毎に著明に生命が延長できることが明らかになっていました．呼吸運動系麻痺が，即，「死」を意味しないことがわかってきた1985年からは，延命された「生」を前向きに取り組んでいくために，呼吸運動系麻痺前に病気を知らせることが大切と考え，病名告知を試みるようにしていきました[3)]．

このような変化は，ALS に限ったことではないかもしれません．というのも，末期がん等の告知のあり方においても，「本当のことを知らせるのは忍びない」という温情主義のもと患者本人に知らせないやり方に対して，批判的な風潮が高まっていたからです．欧米圏に留学した医師たちの中には，患者の知る権利や訴訟対策もふまえた告知のあり方にふれた者も多かったと想像できます．

もうひとつ見落とせないのが，医療技術もしくは工学的技術の進歩です．こんにち私たちが恩恵を受けている医療の多くは，19世紀後半以降急速に発展した科学技術としての医療にもとづいていますが，その進歩は現在でも続いています．ここでは以下の三つを挙げます．

まず，「コミュニケーション・エイド（意思伝達装置）」．しゃべれなくなることについては，文字盤[4]や口文字[5]に加えて，操作スイッチを介してパソコン等に信号を送り操作するものもあります．さらに現在では，視線や脳波の動きを読みとる技術の開発も進められています．

管を通して栄養を送りこむ経管栄養法の開発も進みました．1979年にアメリカ合衆国で開発された「経皮内視鏡的胃ろう造設術（PEG：Percutaneous Endoscopic Gastrostomy）[6]」は，胃に外側から栄養を注入する穴をあける手術です．従来の経鼻経管栄養法に比べて患者に負担がかからない選択肢として，現在ではALS医療の中で定着しています．

そして，人工呼吸器．20世紀半ばごろは，「鉄の肺」と呼ばれる陰圧式（身体の周りの気圧を下げて肺を広げる方式）の機器が主流でしたが，これは鉄の容器の中に首から下を入れる必要があるため，必ずしも手軽とはいえません．しかし，1960年代後半から70年代前半にかけて，陽圧式（肺に空気を送り込む方式で，TPPVも鼻マスクもこちらに含まれる）の機器の開発が進みました．1980年代になっても，まだ医療保険適応ではなく，個人で高いお金を払って輸入しなければなりませんでした．しかし，1990年に保険適応となり，その後，操作の簡便化や機器の小型化・軽量化が進みました．その結果，かつての大きくて複雑なものに代わって，ワゴンにのせておいたり，車いすと一緒に外へ持ち出したりしやすくなるなど，以前に比べて使いやすくなってきています．

こうした技術は，患者の障害を補って，相対的に快適な生活の実現を助けます．ここに挙げたもの以外にも，さまざまなものがあります．

さて，医療技術もしくは工学的技術と「ALS＝終末期」というイメージとの関係は，どのようなものでしょうか．もし，「ALS＝終末期」のイメージが社会的に強固なものであれば，それらの技術は「無駄な延命処置」としてとらえられやすいでしょう．しかし，そのイメージが揺らぐ情況の下では，必ずしもそうではなくなります．また，それらの技術を用いて長く生きる患者の存在が注目されると，「ALS＝終末期」というイメージが揺らぐという側面もあります．

したがって，考えるべきは，このような揺らぎにおいて私たちはALSという病いをどのように経験するのかです．技術が進歩すれば苦しみは軽減されるだろうとも考えられますが，果たしてそう単純な問題といえるでしょうか．

2　ALS の経験がもつ「喪失」の側面

「ALS＝終末期」というイメージが揺らぐ情況は，ALS 患者が体験する苦しみの軽減に直結するわけではありません．なぜなら ALS 患者が体験する「喪失」のもつ意味は，技術の進歩によっては解決せず，むしろ選択の余地が発生する分，悩みは深くなる部分さえあると考えられるからです．ただし，これは単純に「選択肢が増えて決められない」という悩みではなく，もっと繊細な問題になります．

ALS にはさまざまな喪失がともないます．ここでいう「喪失」は，「自分には当然できると思っていたことができなくなっていくこと」を指します．思い通りに手足を動かせるということ，他人と会話をすること，自分の口やのどを使って食べること，息をすること，毎日忙しく仕事をすること，趣味を楽しむこと，家族に頼られること，友人と遊ぶこと……まだまだ例を挙げられそうですが，いずれも本人にとっては，生きている限りは，ごく自然に，当たり前のように「できる」と思っていることです．ALS は，これらを，少なくともいったんは手放すよう求めてきます．その恐怖や不安は，実際に体験してみないとわからないものでしょう．

「ALS＝終末期」というイメージが揺らぐと，前節で述べたようないくつかの技術が，喪失を補完する選択肢として認知されるようになります．ただし，ここで注意しなければならないことがあります．

第一に，「補完する」といっても，完全にというわけではありません．たとえば，コミュニケーション・エイドを取り上げてみると，それまでその人が行ってきたコミュニケーションのスピードと比べると，あるいは健康な人が行うコミュニケーションと比べると，いかんせん劣ります．したがって，それらの技術が自分（患者）にとって失われた機能を補完してくれるものだと認めること自体に，不便さやレベルダウンに対して折り合いをつけることが含まれてくるのです．

したがって，第二に，それらの選択肢は，あらかじめ「魅力的な選択肢」としてあるわけでは必ずしもなく，選択する人が魅力的なものに「していく」必要がある，ということになります．先ほどの例についていえば，健康な人が丁々発止のやりとりをしている間にひとつの文をやっと作れるようなスピードだけれども，自分は他の人とコミュニケートしながら生きていきたいのであるから，その目的は果たしてくれていると納得しよう，というふうに．ここでは，「他の人とコミュニケートしていくことに生きがいを見出す私」という自己イメージ（この「自己イメージ」という言葉は，後で「（物語の）キャラクター」という概念でとらえます）をもち，それに照らしてコミュニケーション・エイドを自分にとって魅力的なものとして認める，という構図が読み取れます．

このように考えると，ALSをもって生きる過程を，喪失への反応ととらえることができます．技術の進歩が「喪失」の意味それ自体を変えていく側面と同時に，喪失に対して患者や家族がどのように反応するのか．その際，患者の自己イメージにも注目すべきであることがわかります．

3　ALSの経験がもつ規範的な側面
――生存と自己決定――

ALSをもって生きる過程において，人びとは医療的な手段に関する選択を迫られます．その選択は，一体何を価値あるものとして大切にするのか，という価値観の問題に関わります．そして，それらの価値観は，決して個人の領域に閉じられたものではなく，社会的に「そのようにあるべきだ」と考えられる観念に結びついています．これをこの本では「規範」と呼びます．以下では，立岩（2004）と伊藤（2012a）を引き継いで，ALSをもって生きることの規範的な側面について考えてみます．

患者による病いの経験がもつ規範的な側面として，次のふたつの概念に着目することができます．

ひとつめは「生存」です．生存は，人間の権利として幅のある意味内容をもちうる言葉ですが，ここではシンプルに「長く生きる」こと，ととらえます．多くの医療的手段は，そもそも生命を長く保つことに貢献するよう開発されたものであることを確認するだけでも，これは基本的な価値あることといえま

す．

ふたつめは「自己決定」です．これも意味内容に幅のある言葉ですが，ここでは，病いをもつ者が情報を保持し選択すること，ととらえます．よく知られる「インフォームド・コンセント」（患者が説明を得たうえで行われる同意）は，20世紀半ばからアメリカ合衆国等で使われるようになった言葉です[7]．これには訴訟対策としての側面もあったことが知られていますが，治療方法の採否はあくまでも患者自身が決めるべきだという信念を含んでいることには違いないでしょう．末期がん等を例にとってみると，患者が貴重な時間を当然のように病院という場で過ごすことに対して，あるいは本人の意向も聞かずに導入される治療に対して疑念が高まり，患者自らの選択のもとで終末期を送ることに，より強い意識が向けられるようになりました[8]．

このようにしてみると，生存と自己決定は，病いと医療の文脈において，それぞれ価値あることと認識され，日本の社会において是認されてきた信念であるといえます．ALS 医療も，決してそれらと無関係ではありません．現在の良質な医療においては，生存にこだわることと，病いをもつ本人の意思決定能力が及ぶ範囲で自己決定も大事にすることとは，ともに目指されているし，またそうあるべきだと考えられます．

それにしても，なぜこの本でそれらふたつの概念に着目するのか．その理由は，後で清水さんと周囲にいる人たちとのやりとりを観察すると，それらは，たえず意識化されているとはいえないかもしれませんが，やはり価値あるものとして大切にされていると考えられるからです．しかし，それらを両立するのは難しく，やがて緊張関係になっていく部分もあります（伊藤 2012a）．この本では，そのような事態がいかにしておこっていくのかを描き出します．

この本では「生存」と「自己決定」について，それらの歴史的文脈や，現在の多様な用いられ方を精査し吟味することはできません．その代わりに，**もし私たちがこれらを価値あるものとして依然重要と考えるならば，どのようにALS 支援を**充実させるべきなのかを浮かび上がらせます．またそのことを通して，「生存」と「自己決定」とをいずれも私たちの社会にとって価値あるものとして認めることに，この本自体も関わることになります．

4　研究方法としてのナラティヴ・アプローチ

喪失に直面する苦しみに接近し，そこに含まれる規範的な側面を詳しく観察するためには，患者の語った言葉をキャッチし分析する概念枠組みが必要になります．この本では「ナラティヴ・アプローチ（物語論的アプローチ）」を導入します．以下では，まずこの本で用いるナラティヴ・アプローチについて説明したうえで，ALS に関してそれを適用した先行研究をレヴューします．

（1）自己

まず，この本では「自己」という概念を「自分自身を対象としてみる」という意味でとらえます．これは，ジョージ・ハーバート・ミードやアーヴィング・ゴッフマンといった社会学の伝統的な自己論からの影響を受けつつ，人生上の危機的な状況に直面して何らかの反応を行う人間の営みをとらえようとするものです（伊藤 2014）．

私たちは日々の生活で，あまり考えずに習慣的に行動していることもあれば，あれこれと悩むこともあります．しかし，将来重い病気や障害を得ることを，漠然とした可能性を認めるぐらいであればまだしも，具体的な自己イメージとしてもちながら生活を送る人は，まずいないのではないでしょうか．ALS のような病気になることは，自分にとって思いもしない状況に直面することを意味しています．そうしたとき私たちは，それまで漠然と抱いていただろう自己イメージ，たとえば「仕事をしている自分」「穏やかに老後を過ごしている自分」といった自己イメージを，もはや保てなくなるでしょう．また，たとえば病いを得た人と生活を共にする家族がいる場合，その家族自身にとっても，本人とは違う形になるにせよ，やはり自己イメージを保てなくなる混乱はもたらされると考えられます．

それでも，日々の生活は続きます．そうした中で，自己イメージを作り直そうとすることは，多くの人にとってつらく，避けたいことでしょう．家族間の足並みも乱れがちで，ネガティヴな感情も募りやすいと考えられます．

しかし，そうした中で，自発的にせよ必要に迫られてにせよ，さまざまな形で，自分自身がどうありたいのかが表れてくることもあります．もちろん，すべての人が自分のことをわかりやすく表現するとは限らず，わかりにくかったり，暫定的であったり，矛盾していたり，あるいは最後まで表現を拒んだりするような多様性があると考えられます．また，わかりやすさがともなった場合でも，特定の相手に対して演じる自己が，他の相手に対しても同じとは限りません．こうしたことを視野に収めたうえで，いずれにせよ自分自身について表現しているように見えるということは，その人自身が対象としてみつめられ，その結果ある姿としてオーディエンス（見ている人，聞いている人）に提示されていることになります．

（2）物語

病いという危機的な状況に直面して人々はどのように自己を立て直すのかを探求する先行研究は，医療社会学において分厚く存在しています．その中には，主にインタヴューを通して，病いの語り（illness narrative）を分析する方法をとるものがあります．特に，それらの中で，分析者の問題関心にしたがって直接的に解釈したコード（研究者の概念）を対応させ，そのうえでコードにしたがって整理してまとめる手法をとる研究は，しばしば「現象学的アプローチ（phenomenological approach）」と呼ばれます[9]．

こうしたアプローチには，病いをもつ人，あるいはその家族がもつ苦しみの内実を詳細に，かつ整理してとらえるという目的が含まれていますが，それだけでなく，その人々が行っている病いへの対処に着眼するという目的もしばしば含まれます．その点で，それらの研究は，人々が病いに直面したときの自己について研究しているということができます．

これらの流れを受け継ぎつつ，この本では「物語」概念を接続します．「物語」は「ナラティヴ（narrative）」や「ストーリー（story）」と訳されることもあります．1980年ごろから，さまざまな学問領域において「物語」に注目する学際的な気運が高まりました．その基盤にある考え方は，「物語」を，単に文学作品等にとどまらず，人間が生きて他者とかかわる中で重要な機能を果たすものとしてとらえられるのではないか，というものでした．

身近な例で考えてみましょう．私たちが本で読んだり，テレビドラマや映画

コラム①

社会学および関連領域における物語論的研究

物語に注目する研究の中で，この本に近いものとしては，アーサー・クラインマンやバイロン・グッドなど文化人類学研究があります．クラインマンは，患者がしばしば障害の本質は何であるか，なぜ自分がその病いに冒されてしまったのか，等々について自分なりのエピソードや考えを語ることに注目し，患者が病いを意味づける「語り」の中に患者なりの「説明モデル」があると論じました（Kleinman 1988）．グッドは，この発想をさらに進めて，病いをもつ人が，複数の読み方（生物医学的な読み方や，宗教的な読み方など）に余地を残すような「物語」を語る事例を研究しています（Good 1994: chap. 6）．

医学においては，1990年代に，医師の経験と直観ではなく疫学的な根拠に基づいて医療を行うべきと考えるエビデンス・ベイスト・メディスン（Evidence Based Medicine 「根拠にもとづく医療」の意）の考え方が広まりましたが，それから少し遅れて，90年代末から，ナラティヴ・ベイスト・メディスン（Narrative Based Medicine 「物語にもとづく医療」の意）という考え方も注目されました．この考え方によれば，医療者は患者の語りに対して，まずは十分に耳を傾けたうえで，患者が今後どのような手段・方法を選択するのかを助けます．このとき，どのような手段・方法にエビデンスがともなっているのか／いないのかも，当然医療者の引き出しにあり，必要に応じて活かされることになります（斎藤［2012］2016）．このようにしてみると，医学においても，患者がどのように自分の病いを意味づけようとするのかが重要な関心事となってきたことがわかります．

社会学においては，ジョージ・ハーバート・ミード（Mead 1934）に端を発する自己論に「物語」概念を接続して，より豊かな理論を開拓しようとする動きがおこりました（片桐 2000; 浅野 2001）．学際的な流れの中でおこったため，他の学問領域からの影響も多岐にわたります．特に，心理学者ガーゲンの自己物語論（Gergen & Gergen 1983），「家族療法（family therapy）」や「物語療法（narrative therapy）」と呼ばれる心理療法の流派からは，多くの刺激を受けてきています．

を見たりするとき，そこにある物語に心を動かされることがあります．その体験は，その場限りで終わるものですが，物語の影響はその後にまで及ぶ可能性があります．特に，私たちが何か困難な出来事に遭遇したとき，しばしば自分の物語をイメージすることで何らかの対応をとることがあります．たとえば，「どん底からの再生」という物語の筋を思い浮かべて，前向きにやっていこうと思ったり，あるいは，いままでの自分らしさ（キャラクター）を思い出して，落ち着いて対処していこうと思ったりするかもしれません．そのとき，思い浮かべる物語は，私たちがゼロから創造するのではなく，以前見聞きした物語――本やテレビドラマはもちろん，誰か他の人に聞いた体験談も含めて――に影響されている，もっといえば，それらの部品を利用して組み立てられている可能性があります．このようにして，自分自身のことを考えることは個人的なようでありながら，物語という観点をとれば，すぐれて社会的な広がりをもっていることがわかります．もっとも，今挙げた例は，困難に立ち向かっていくような，いわゆるよい例かもしれませんが，それだけに限らず，物語に影響される中で「思い込み」や「とらわれ」につながっていることもありえます．

「物語」は形態的には「事象の連鎖」と定義できます（伊藤 2009）．「事象」というと難しいかもしれませんが，英語では「イベント（event）」ですから，「（物語の中の）出来事」と思った方が親しみやすいかもしれません．「事象（出来事）」には，「（誰それが）～する」という行為や，「（何々が）～である」という状態が含まれます．これらが連鎖すると，「（誰それが）～する．そして，（誰それが）～する」というふうに，何らかの時間的な推移ないし変化が発生します．このようにしてみると，自分自身が過去の体験を語ったり，それとつなげて今の自分自身を語ったりすることが，物語をつくる行為（物語行為）としてとらえられます．このようにして，自分が自分について語る物語を「自己物語」と呼びます．さらに，本人が言葉にして語らなくても，周囲の人がその人に対して，過去や現在について思い浮かべたり語ったりすることも，その人の「物語」をつくることだという見方もできます．このようにしてみると，「物語」

は自分自身や他人を理解するひとつの様式であり，中でも「自己物語」は前節で述べた自己のひとつの現れ方を示すといえますが，そのことを特に強く意識しない文脈ではシンプルに「物語」とだけ表記することもあります．

先ほど「困難な出来事に遭遇したとき」に，物語をつくる行為が発動すると述べましたが，病いはそうした出来事の一種だと考えられます．病いに直面することで，これまで漠然と信じていた物語は信憑性を失い，どんな物語をつくればよいのか途方に暮れることも多いでしょう．思いがけない症状と出来事に本人が戸惑ったり，あるいは，家族がこれまでと違う本人の様子をみて不安を感じたりすることは，まさにそうした困難な出来事に含まれます．実際に言葉にして，誰かを相手にして語る必要も高まるかもしれません．もちろん，そのような局面でも語らない，もしくは語れない人もいるでしょう．

このようにしてみると，物語は，必ずそうなるとは限らないけれども，コミュニケーション上で具体的な聞き手を相手にして語られることがしばしばあると考えられます（浅野 2001; 伊藤 2017）．それに対して，聞き手は何らかの反応をするでしょう．「反応」には，さまざまなものが考えられます．私がこれまで参加したセルフヘルプ・グループ[10]の中では，たとえば「あなたの話は私の心に響いた」といった具体的なコメントをする例もありましたし，そうしたコメントをせず，ただ黙って，かすかにうなずくようにして聴いているような例もありました（伊藤 2009）．後者のように黙って聴いている場合でも，かすかなうなずき，語りを中断させないこと，そして語られた内容を否定しないことによって，語り手に承認を与えているととらえることができます．逆に，語られた内容の変更にかかわるようなコメントがなされることもあります[11]．いずれにせよ，物語という観点をとるときには，聞き手がどのような反応をするのかという点が重要になってくるといえます[12]．

ある種の病いや中途障害などを物語という観点から考えるとき，出発点を与えてくれるのが，アーサー・フランクの「回復の物語（the restitution narrative）」という概念です．ここでの「回復」は，私たちが日常的に使う「回復」よりも限定された意味で用いられるので，注意が必要です．この物語は，「昨日私は健康であった．今日私は病気である．しかし明日には再び健康になるであろう」という基本的な筋を有する，とされています（Frank 1995=2002: 114）．

具体的には，以下の特徴をもつと整理できます．

（1）物語の中間部をなす「病気」の状態は，あくまでも一時的な中断ないし脱線として描かれる．

（2）物語の結末が元の状態に戻ることとして描かれる．それによって，病いは，ちょうど機械の故障がなおるように，医薬品や医療技術などによって修復されるものとして描かれることになる．

（3）主人公がどう病いに対処したのかよりも，むしろ，専門技術をもつ他者ないし治療を可能にする他者の能力と活躍の方が，雄弁に語られやすい．

たとえば，ある人が病気やけがをしていて，しばらくぶりに友人に会ったとします．友人は「やあ，顔見なかったね．どうしたんだい？」と尋ねます．その人は，「こないだ××という病気になって，苦労したけど，いい医者が見つかって，薬が効いて（あるいは，手術が成功して），おかげさまでまたここに出てこられたよ」と説明するでしょう．これは，友人の求めに応じて「回復の物語」が語られた例です．こんな話であれば，友人も「ああ，そう．よかったね」と安心して答えることができ，また以前と変わりのない二人の関係が再開

コラム②

アーサー・フランク

医療社会学者．39歳の時に心臓発作を，そして40歳の時に睾丸癌を体験しました．その後，寛解（かんかい）（病気自体はなくなっていないが，安定していて特別な治療を要しない状態）に至りますが，その間に，近代医療の中では人間の苦しみや痛みは語りにくいという思いを強め，それについて考察する研究を行いました．代表的な訳書として，『からだの知恵に聴く――人間尊重の医療を求めて』（井上哲彰訳，日本教文社，1996年，原著1991年），『傷ついた物語の語り手――身体・病い・倫理』（鈴木智之訳，ゆみる出版，2002年，原著1995年）があります．

されるでしょう.

ところが，そのような話を語ることができないときは，どうでしょうか．特に，先に挙げた（2）の「元の状態に戻った」という結末を語れない場合です．このようなときには，友人も何と言葉をかけてよいかわからないでしょうし，その場の雰囲気も気まずくなるかもしれません．そもそも，そうしたことを予想して，その人は友人の前に顔を見せなくなる，ということもおこりがちではないでしょうか.

元通りに戻る道筋を描けないことで，孤独感は深まり，苦しみは大きくなります．そのような体験は少なからずあって，ALSを経験する苦しみの基盤となるのも，まさに「回復の物語」を語れないことへの気づきだと考えられます．そんなとき，人々はどのようにすると考えられるでしょうか.

フランクは，そのようなとき人々の語りは，物語の体裁を失い，ひどく混乱した様相を呈するだろうことを指摘して，「混沌の物語（the chaos narrative)」という概念を提出しています．これは，物語としてのまとまりを失って，さまざまな出来事や思いが整理されず，断片的に語られるとりとめのなさがひとつの特徴として考えられます．ただし，そればかりではなく，語ろうとしても涙で続けられなくなったり，沈黙してしまったりという場合も考えられます．特に後者の場合，極端な場合は物語の「不在」となり，言葉通りとれば，物語でないものを物語と呼ぶ語義矛盾にも見えます．しかし，ポイントは「回復の物語」が語れない状況で物語を見失うことにあるので，「混沌の物語」は，特定の物語の類型を指すというよりも，むしろ，物語が混沌とする事態を指す概念ととらえた方がよいかもしれません．このような意図から，この本では「物語の混沌」という表現を採用します.

しかし，物語はいつでも混沌とした状態のまま留まるものでしょうか．人間には弱さとともに強さ，したたかさもあり，自分なりの物語を模索していく部分もあります[13]．この点にも視野を広げると，「回復の物語」が語れない状況にあって，人はどのように自分なりの物語を作ることができたりできなかったりするのかという問いを発することができます.

このように，人々が病いを語る言葉を物語として，病いに関するコミュニケーションを物語行為としてとらえ分析するのが，この本が採るナラティヴ・

アプローチです．先に述べたように，ナラティヴ・アプローチは学際的な流れの中で興隆してきました．社会学にも影響を及ぼした家族療法などでは，クライアントにとって生きがたい物語の変更をもたらす臨床的技法を指して「ナラティヴ・アプローチ」と呼ばれます．それとこの本で標榜するナラティヴ・アプローチとは，確かに親近性があると思われます．たとえば，ある病いを得た人が語る類似した物語を見つけることは，同じ病いをもつ人にとっての言語的資源を示すことにつながりますから，ある種の臨床的な効果をもたらすことがありえます．また，社会学研究者（この本の場合は私）は，無色透明の存在として観察するわけではなく，調査協力者とコミュニケートすることで物語の形成過程に何らかの形で関与していくことにもなりますから，調査協力者個人に対する臨床的な効果も考えられます．

これらの点をふまえたうえで，この本ではナラティヴ・アプローチを，まずもって病いを経験する人の言葉やコミュニケーションを観察し分析する社会調査の一種ととらえます．先ほど述べたことについていえば，社会学研究者が生み出す知見，あるいは社会学研究者自身が何らかの臨床的効果をもつことを認めたうえで，その臨床的効果さえも視野に入れ，観察対象として分析していこうとすることが，社会調査としてのナラティヴ・アプローチには含まれます．

人々の言葉や行為を観察するには，ただ単に語りの全体を物語ととらえて終わりにするのではなく，もっと細かい着眼点が必要になります．伊藤編（2013）では，それらについて解説していますが，この本でも「筋（プロット）」「キャラクター（登場人物の性格）」「モチーフ」「テーマ（主題）」「声」「身体」を用います（伊藤編 2013: 13–20）．このうち，最も主要な「筋（プロット）」「登場人物の性格（キャラクター）」については，ここでコラムとして挙げ，それら以外については，初出時に必要に応じて本文，注，またはコラムで説明します．

病いという危機的な状況にあって人々はどのように自己を立て直すかという問題関心にとって，物語概念は，次のような認識利得（メリット）をもたらすと考えられます．第一に，「物語」概念は，病いをもつ個人の変化をとらえるための精密で一貫した着眼点と枠組みを提供できます．先ほど述べたように，病いの語りを分析者が解釈する現象学的アプローチの立場をとるだけでも，個人の変化を問うことは，もちろん可能ではあります．ただ，それらは，個人の

コラム③

筋とキャラクター

「筋（plot　プロット）」という言葉は，曖昧で，さまざまな意味で用いられます（Abbott 2008: 240）．日本語の辞書で「筋」を引くと，「道理」「論理的な流れ」「意味合い」といった言葉が出てきます．この本では，単なる「事象の連鎖」だけにとどまらない「意味ある秩序」を指すものとして「筋」をとらえます．たとえば，私たちの多くが親しんでいるシンデレラの物語は，「12時が迫りシンデレラは去った」「王子が後を追った」「王子は靴の片方を見つけた」等々の事象（出来事）によって構成されています．しかし，これらの事象（出来事）が集まって物語を構成したとき，たとえば「成功（階層上昇）の物語」とか「苦難に耐えることはよいことであるという物語」といったふうに，何らかのまとまりをもったものとして理解されます．このようなまとまりは，しばしば「どんなふうに生きるべきか」「どんなことが価値あることなのか」に関わる点で，人間社会にとって意味のあるものです．これが「意味ある秩序」の意味です．

どんな物語の登場人物にも何らかの「キャラクター」があります．勤勉な努力家である，皮肉屋である，明るさを失わない，社会を変えるために断固闘う，等々．1927年，イギリスのケンブリッジ大学で小説について講義したエドワード・フォースターは，登場人物の内面を精密に描こうとする小説の場合，プロット[14)]との両立が難しくなることを述べています（Forster 1927=1994: 第 5 章）．これは私たちが日常的に語る物語にも少し似たところがあります．つまり，筋ははっきりしているが登場人物がどういう人なのかあまり頓着しない物語や，逆に筋ははっきりしないが登場人物が何を考えているのかには詳しい物語は，しばしば語られます．

このように，筋とキャラクターは物語の最も基本的な要素と考えられます．

語りが示す意識や考え方を，単にカテゴライズする（ある概念のもとに束ねる）だけなので，語られたことがやがて変化することや，現実がずれてくることなどをとらえるのに，あまり向いていません．これに対して，物語論的アプローチは，語りの中で物語の形を観察できる部分に着眼点を絞り，その特徴を分析し，複数の物語の間の比較を行います．こうした視座のもとでは「その人の自己物語はどう変わっているか」という問いも発しやすくなります．

もうひとつの重要な認識利得は，語り手と相互にやりとりする人を物語の「聞き手」としてとらえることで，病いの語り手に対して，語り手自身以外の人（これをこの本では「他者」と呼びます）がどのように反応し，どのような影響を及ぼすのかを分析しやすくなる点にあります．もちろん，「物語」概念を用いずとも，他者との関係を視野に収める方法は他にもあるでしょう．しかし，先にふれた「現象学的アプローチ」は，インタヴュー等で得られたデータに対して，問題関心から直接的に解釈し，コードをふっていく手法をとるので，語り手の意識や考え方の特徴がわかりやすい反面，そうした意識や考え方がいかなる他者との間で生成してきたのか，あるいは今後いかなる反応を受けるものなのかという視点は，ぼやけがちになります．これに対して，先ほども述べたように，「物語」が聞き手とのコミュニケーションにおいて成立するものであることは，最も基本的なことであるので，たとえば「その自己物語は，どのような聞き手との間でできたのだろうか」とか，「その自己物語は，聞き手からどのような反応を受けるだろうか」，あるいは「その自己物語が維持されるには，どのような聞き手が必要だろうか」といった，さまざまな聞き手に関する問いを発しやすくなると考えられます．

（3）ALS／MND を扱ったナラティヴ・アプローチの先行研究

前節で述べた，病いに直面した自己を明らかにする研究に「物語」概念を接続する試みは，ALS に関する先行研究でも，既に萌芽が見られます．したがって，この節では，それらの先行研究を，やや詳しくレヴューしながら，その到達点を見極めます．その際，ALS のみでなく，延髄球麻痺，進行性筋委縮症，原発性側索硬化症などを含む MND（Motor Neuron Disease：運動ニューロン疾患）の患者を含めて行った研究も多いため，この本でもそれらの研究をカバーしま

す．

ブラウンとアディントン＝ホールは（Brown, J. and Addington-Hall 2008），フランクの物語論から影響を強く受けた研究です．彼らは，問題関心の背景として，ALS/MNDに対して何もできることはないという医療専門職の悲観的な雰囲気と，患者の（ALS/MNDであることの）否認などが原因で，なかなか支援に結びつかない状況を指摘しています．そのうえで，どのように支援の仕方を構築するのかに関する情報が必要であり，ALS/MNDの人々がいかに生きているのかを示す物語の収集は，理解の促進に役立つだろうと論じています．

かくして，ブラウンらは，インタヴューによって得られた13名の患者の語りを，そのストーリーライン（この本では「筋（プロット）」にあたる）によって，次の４つのタイプに分類しています．

第一に〈維持する〉物語の筋（sustaining narrative storyline）．たとえば，自分の病気を認めたくないが，車椅子で外出できているのも確かだと語る人のように，進行する病気をネガティヴに語るだけでなく，まだできている（維持している）部分にスポットをあてるところに特徴がある物語です．

第二に〈耐える〉物語の筋（enduring narrative storyline）．これは，ひたすら現在の苦痛に耐えているだけだという物語を指します．耐えているというより苦しみの吐露というべきかもしれません．

第三に〈保つ〉物語の筋（preserving narrative storyline）．例として，食事療法やサプリメントなどを自分の支えとしているという物語が挙げられています．みずから積極的に何かを行うことによって病いが進行せぬよう保つ，という筋の物語だと考えられます．

そして第四に〈分裂する〉物語の筋（fracturing narrative storyline）．例として，リルゾール[15)]や理学療法に望みを託すように語りながらも，とにかく前向きにはなれないという人の語りが挙げられています．ブラウンたちは，特に最後の〈分裂する〉物語は医療専門職にとっても聞くのがつらいものであると述べていますが，それらをフランクの「混沌の物語」に類するものととらえ，それすらも支援を考える手掛かりとして耳を傾けるべきだと論じています．

この研究だけでなく，ALSの語りを扱う研究群は，その多くがインタヴュー調査によって（時には質問紙で）得られたデータを蓄積しています．そのうえで，ALS 患者の苦しみは，時に引用で具体的に示されながら，タイプによって，あるいは要因によって類型化され整理されます[16)]．近年の研究の中には，そこからさらに一歩進んで，前向きなタイプの人（あるいは，前向きになれないタイプの人）はどのような人なのかを輪郭づけようとするものもあります．

ソーシャルワークの立場から34名の ALS 患者へのインタヴューを行ったフォリーら（Foley, Timonen and Hardiman 2014）は，なぜ，どのように患者がヘルスケアサービスに関心をもち関わるようになるかを分析しています．それによれば，コントロールを失う不安の中で，残存能力の確保や，終末期をコントロールしたいという欲求がおき，コミュニケーション・エイドやケア・サービスの利用に前向きになるといいます．その中で，部分的にブラウンらが提出した物語類型と整合するところがあると論じられています．

チポレッタら（Cipolletta, Gammino and Palmieri 2017）は，18名の患者に対してインタヴューを行った調査ですが，ブラウンらが示したような物語だけでなく，進行度や依存性といった測定結果と照らし合わせながら解釈する必要性を主張しています．結局のところ挙げられるのは，次の 4 種類から成る病いの「軌道」（この本ではやはり「筋」に対応する概念）です．第一に，インターネットや道具の活用，あるいは自身の積極性によって活動的になり人生をコントロールする感覚をもつような軌道．診断から日が浅く症状の進行がゆるやかである被調査者が目立つ．第二に，重要な他者との社会関係を失うことを恐れ，むしろそうした人たちとのつながりにこだわる軌道．これに該当する被調査者はいずれも進行が速い．第三に，ALS を深刻なものととらえず，楽観的でいようするような軌道．進行が遅い人に多い．第四に，ALS に関して一切の希望や楽観をもたず，自分が親しい人にとっての重荷になると罪の意識を感じるような軌道．

このように，近年の ALS の語りに関する研究の動向は，ブラウンらの問題意識を引き継ぎながら，患者の内面をさらに精密にとらえ，前向きになるタイプの人はどのような人なのかという問いに踏み込もうとしているのがわかります．これらの研究を，医療専門職が ALS 患者の苦しみと向き合おうとする機運の一部ととらえるならば，非常に有意義といえます．

しかし，ここで，前節で自己論に物語概念を導入した経緯を思い出す必要があります．その認識利得は，病いをもつ個人の変化をとらえやすくなることと，病いをもつ人や家族が行う物語構成と他者（聞き手）との関係をとらえやすくなることでした．それは，この節でレビューした先行研究では，どれぐらい活かされているでしょうか．

ブラウンらの研究は，調査協力者13名に対して，３か月ごと18か月間の調査を行っています．患者数の規模と病いの過酷さを考えると，13名という人数も貴重ですが，１年半にわたる期間も評価できます．しかし，個人の変化に関する分析はなく，調査協力者がもっていると想定される自己物語の類型化に終始しています．その結果，それらの自己物語が，たとえば時間とともにどのような状況に直面し，維持しにくくなるのか，あるいは，なお維持されようとするのかといったことに視野が広がっていきにくいように思われます．

また，自己物語と聞き手との関係も視野に入っておらず，あくまでもそうしたことを考えるにあたっての基礎資料のような位置づけが想定されているにすぎません．しかし，いくら類型化された物語をみても，物語の成立を支える聞き手に関して理解が深まる可能性があるとは考えにくいでしょう．

こうした問題点は，ブラウンらを受け継ぐ研究にも，同様にあてはまると考えられます．つまり，それらはALS／MNDに関して前向きに生きようとするタイプの患者とはどのような患者なのかを問うており，その結果，患者の類型化，あるいは，たとえ「物語」概念を導入しても物語の類型化を行うにとどまっているのです．しかし，本当に重要なのは，前向きになれない状態と前向きになれる状態との境界，人間が前者から後者へ移行できる可能性であり，そこにどのように他者は（聞き手として）関われるのかなのです．残念ながら，現状では，自己論に物語概念を接続するメリットは活かされていないといわざるをえません．

（４）物語の聞き手に関する視座

前節では，特にALSおよびMNDに関する先行研究を取り上げながら，自己物語概念の認識利得が十分に活かされていないことを論じました．このうち，物語の聞き手に関しては，筆者がこれまでに行ったセルフヘルプ・グループおよびピア・サポート研究に若干の蓄積があります．この節では，それらをレヴューして，この本での事例分析につなげたいと思います．

伊藤（2009）は，アルコホリズム（アルコール依存）と死別体験を事例として，セルフヘルプ・グループを一種の集合的な聞き手ととらえています．セルフヘルプ・グループは，その性質として「受け止める聞き手」と「物語を促す聞き手」というふたつの顔をもつことが論じられています（伊藤 2009: 198–209）．

ここでいう「受け止める」とは，「回復の物語」に含まれないものに対して，それがどのようなものであろうと許容する身振りを指します．このことは，何らかの背景によって人々が語りにくさを感じていたり，物語が混沌としていたりするときに，特に大きな意味をもちます．ALS は喪失の度合いが大きいために，次の第 2 章で示すように，物語の混沌に結びつきやすいといえます．

他方で，セルフヘルプ・グループには，参加者たちの自己物語構成を促す側面もあります．とりわけ，アルコホリズムの場合，自己物語を断酒という態度・行為に一貫して結びつけるために，参加者たちが積極的に自己物語を語り続けるように仕向けるさまざまな言葉や規範を観察することができます．また，セルフヘルプ・グループは，参加者たちからみて，再飲酒しないか「監視する」聞き手にもなれば，断酒が継続するか「観劇する」聞き手にもなります．人によっては他の参加者とのつながりを「集会外に拡張する」こともできます．さらに，死別体験も含めて，何度も参加することを通して，いつもと少しは違う話もした方がよいのではないかという「退屈」への配慮が生じやすいことも，自己物語を語ることに対して促進的にはたらくと考えられます．セルフヘルプ・グループは，ひとりひとりの参加者の考えと態度にばらつきがある中で，そうしたいくつかの顔をもつ集合的な聞き手として機能している，あるいは，機能しうることがわかります．

これらの知見を受けて，伊藤編（2013）では，他のセルフヘルプ・グループや，それに類する集会，もしくは個人同士のやりとりを含むピア・サポートの場面へと視野を広げ，聞き手に関する検討を若干進展させています．いくつかのピア・サポートの実践から導き出せるのは，ピアが，病いや障害をもつ人がどんな物語を紡いでいくのか，関心をもって見守りながら，なおかつ何らかの関与をしていく聞き手になりうるということです（伊藤編 2013: 164）．ここでの「関心をもって見守る」というのは，伊藤（2009）でいうところの物語を「受け止める」側面に対応しており，それを個人の態度として表現したものといえます．他方で，混沌とする語りをただ黙って聴くというだけにとどまらず，言語や身振りによって反応し，場合によっては語り手の物語に影響を及ぼす部分をとらえるには，「関与する」ことへの着目も必要になってきます．ただ，「何らかの関与をしていく」といっても，必ずしも具体化が進められているとはいえず，糸口となる限られた事例が示されただけの段階でした．

その事例は，認知症家族による集会の中で，司会やベテラン介護者たちが介護の最中にあって悩む他のメンバーの語りに対して介入するような反応をしている場面です（荒井 2013: 52–57）．司会とベテラン介護者は，「献身的な介護の物語」にこだわっているように見える参加者に対して，それが当人をますます苦しめることにつながるという確信のもとで，献身的な介護にこだわる先に何があるのかをイメージさせるようなはたらきかけをしています．

認知症とALSとでは，たとえ「関与」と呼べる部分があったとしても，内容はまったく異なるものになるだろうと想像されます．しかし，人生の中途で遭遇することや進行性であることなど，共通する性質もあります．したがって，後の考察（第7章）において，その事例とこの本のケースとの比較も交じえながら，聞き手が関与する可能性や留意すべき点について考えを進めてみます．

この本にはさまざまな物語の聞き手が登場します．それらの特質を分析することは，非常に重要です．受け止める聞き手はどのように観察できるのか，関与する聞き手はALSの事例において，どのように観察されるのか．ピアや家族は，聞き手としてどのような特質を帯びやすいのか．それ以外の人の関わり方にはどのようなものがありうるのか．これらのことが，考察の中で大きな部分を占めることになります．

5　まとめ
――ふたつの問い――

ここまでのレヴューをふまえて，この本は，清水忠彦さんが語る体験を自己物語としてとらえ，その変化を分析します．後の第5章以降で述べますが，彼は，体験発表・講演を行うことにやりがいを見出していきます．そこで語られた自分の体験は，まさにそれぞれが自己物語のヴァージョンですから，体験発表・講演は自己物語の変化を追うには格好の着眼点になるでしょう．ただし，書かれた自己物語についてだけみても，他の機会に書かれた体験手記もありますし，口頭で語られたものになると，さらに多くのものがあります．この本では，それらもデータに含めます．

この章の第4節で導き出されたのは，ALSの自己物語の聞き手はどのような特質を帯びるのか，という問いでした．この本では，忠彦さんの自己物語が語られる場面やプロセス，そこに関与する他者とのやりとりを詳述し，聞き手に関する中間的な考察を行いつつ，第7章第1節で改めてこの問いに立ち返ります．その結果，清水忠彦さんの自己物語を模索するプロセスに関わった人々は，特徴的な聞き手の概念に抽象化されます．一個人の事例から導き出されたものなので，あくまでも仮設的な手掛かりとして今後の支援に活かされるべきと考えられますが，単に社会的な支援制度について考えることを超えた，人間同士のかかわりとやりとりに関するヒントになるでしょう．

その際，あるべき支援について考えることは，私たちにとってどのような社会が望ましいと考えるかという側面を含んでいることにも注意が必要です．この章の第3節から導き出されたのは，生存と自己決定を私たちが価値あるものとして重要と考えるならば，どのようにALS支援を充実させるべきなのか，という問いでした．これについては，第7章第2節で立ち返って論じることになります．

この本を通して，社会調査としてのナラティヴ・アプローチが豊かな含意（インプリケーション）をもつことを示せたらよいと思います．次章では，忠彦さんが発症したころに関する物語から始めましょう．

注

1） 田中・土屋・北村・植竹（2004）では，本人に対する告知の必要性がさまざまな背景要因のもとで認識されるようになってきたこととともに，具体的な告知の仕方については個別性もともなう難しさがあり，議論と検討を要する課題であることが示されています．

2） TPPVは「Tracheostomy Positive Pressure Ventilation（侵襲的陽圧換気療法）」の略語で，気管切開をして，気管切開口に設置した器具（気管カニューレ）に人工呼吸器をつないで呼吸を補助する方法を指します．他方で，気管切開を行わずにマスクを介して鼻や口から空気を送り込む方法は「NPPV（Non-invasive Positive Pressure Ventilation（非侵襲的陽圧換気療法）」といいますが，一般的には「鼻マスク」と呼ばれることが多いです．鼻マスクは，比較的早い段階から用いることで呼吸機能の衰えや体力低下をカバーする効果が期待されています．ただし，顔の接着面での空気漏れを防ごうとすると顔の表皮に潰瘍ができてしまいやすく，空気を効率よく肺に送り込む点ではTPPVに劣ります．そのため，「人工呼吸器」といえばすなわちTPPVを指すこともしばしばあります．この本ではNPPVについては「鼻マスク」，TPPVは「気管切開・人工呼吸器装着」あるいは「人工呼吸器（TPPV）」などと表記します．

3） 日本ALS協会編，2009，『JALSA』（日本ALS協会会報）第79号，23ページ．

4） 透明な板に五十音や日常的に用いる短文などを印字したもの．患者によって使い方にバリエーションがありますが，基本的には，介護者が相手（ALSの人）との間に文字盤を差しはさむように持って，患者の視線の方向を自分の視線と合う中央に持ってくるよう動かし，視線が合ったところに位置する文字を（患者に確認のうえ）一文字ずつ拾い出して，文章を作成するやり方があります．互いに慣れた患者と介護者の組み合わせでないと機能しにくい反面，電子機器を介さずに行える利点があります．

5） 介護者が五十音の行・列を暗唱し，患者が合図を送ることで目的の文字を一文字ずつ拾い出していく方法．

6） 内視鏡を使って，胃の外側の表皮上から穴を空ける方法．開口部分と設置器具を指して「胃ろう」と呼ばれます．もともとの開発者の意図は，口から十分に食べることができない子どもたちのためにできるだけ身体に負担がかからない方法を考えることでした．しかし，全身麻酔でなく局所麻酔下での造設が可能であるなど患者の身体的負担が比較的小さいことや，経鼻経管栄養（鼻から胃の中にチューブを通す方法）に比して異物感・苦痛が少ないことなどが評価され，日本においても1990年代後半以降に広まり，ALS医療の中では有効な方法として定着しています．

7） 日本では，1997年の医療法改正で，適切な説明を行い，医療を受ける者の理解を得るよう努めなければならないと，医療者の努力義務としてのインフォームド・コンセントが明確に定められました．

8） ベストセラーになった山崎章郎『病院で死ぬということ』（山崎章郎［1990］1996）は，患者や家族の視点をなおざりにして，半ば形式的に治療を行う風潮を「延命至上主義」と批判し，日本におけるホスピス運動の方向性を鮮明に示しました．目指されたのは，患者の視点が顧慮される終末期医療のあり方ですが，そのベースになっているのは，終末期であっても意思決定能力がある限りにおいて患者自身が治療方法の採否を決めるのが望ましい，という信念だと考えられます．

9）「現象学的」と呼ばれてはいますが，哲学におけるエトムント・フッサールらの現象学，あるいはアルフレート・シュッツらの現象学的社会学との直接的なつながりはなく，病いをもつ人の主観的世界を分析するという親近性による呼称だと思われます．ただし，一部の研究で，マルティン・ハイデガーら実存主義哲学が言及される例は見受けられます．

10）ここでは，何らかの病いや問題を抱える当事者（本人，あるいはその家族）によるグループのことを指します．

11）芳賀・菊池（2006）は，仏教系の宗教集団「真如苑」の青年部で毎年開催される「弁論大会」に関する調査を行っています．そこでは，ある信徒が弁士となり，数か月にわたって自分の体験を述べる原稿を何度も書き直していきますが，その際，教化（きょうげ）委員と呼ばれる先輩信者が加わり，時には踏み込んだ意見をします．この例は，自己物語の変更にかかわる反応といえますが，もちろん信者としてのメンバーシップの共有および基本的な信頼関係が前提になっていると考えられます．

12）物語の「聞き手」は「聴き手」と表記されることも多く，しばしば「病いの語りを（しっかりと耳を傾けて）聴く」という著者のこだわりが感じられます．この本の場合も，物語の混沌を受け止めるためには，語りに耳を傾ける態度は必須であるため，その点に照らせば「聴き手」と表記してもよいのかもしれません．しかし他方で，この本に登場する他者たちとのやりとりは，そうした特殊な局面だけに限りません．時には，ごく日常的な会話を行いながら自然に反応をしているだけ，と見えるところもあります．しかし一見素朴に聞いて反応しているだけでも，清水さんが自己物語を構成する機会の一部分となり，結果的に彼の物語を社会的に聴けることにつながっています．このように聞き手たちの態度に関して幅をもたせるために，この本では「聞き手」という表記を採ります．

13）フランクは，そうした物語を「探求の物語（the quest narrative）」と呼んでいますが，その論じ方については批判もあります（伊藤 2010）．この本では，「探究の物語」はあくまでも総称的概念であり，人間には弱さだけでなく強さもある点を際立たせる概念であるととらえています．

14）ただしフォースターの「プロット」概念は，謎（例「なぜ王女は死んだのか」）が解き明かされる際に表れるような，論理的な因果性という意味合いが強い概念です．

15）「リルテック」という薬の一般名．ALSに用いられる数少ない薬物のひとつであり，日本神経学会によって2013年に発表された診療ガイドラインにおいては，信頼性の高いエビデンス（臨床研究によって有効性が示されること）をともなう，唯一推奨される薬物と位置づけられています．主にグルタミン酸の過剰なはたらきを抑えることで，ALSの進行を遅らせる効果が期待されます．ただし，さまざまな副作用があり，個人によって表れ方が異なるので，十分な説明と，特に投与初期の観察および定期検査が必要とされています（日本神経学会監修 2013: 76―79）．

16）サケラリューら（Sakellariou, Boniface and P. Brown 2013）は，3つの学術文献データベース（MEDLINE, CINAHL Plus, PsychInfo）を検索したうえで，最終的にブラウンら（Brown, J. and Addington-Hall 2008）も含む20の論文を対象としたレヴューを行っています．20のうち18の論文は2001年以降に，さらにそのうちの13の論文は2005年以降（2012年まで）に発表されたものです．それらの研究は，第一に，どのようにMNDをもって生きるのかを明らかにし，患者の経験に即した医療の知を発展させようとするものであり，第二に，病いをコントロールできなくなりながらも，人生をコントロールしようとする患者の営為を明らかにするものであると特徴づけられています．

そうした特徴は，ブラウンらのように「ストーリー・ライン」に着眼する方法を必ずしもとらない研究においても，よくみられます．たとえば「自己の維持（sustaining self）」（Briscoe and Woodgate 2010）や「戦略（strategy）」（Locock, Ziebland and Dumelow 2009; Mistry and Simpson 2013; Young and McNicoll 1998）といった言葉によって，患者による病いへの反応をとらえようとする研究がそれにあたります．

第2章 中断された自己物語，物語の混沌

1　発病のプロセスについて

清水忠彦さんは，ALS 発病の経緯をどのように語っているでしょうか．次に挙げるのは，2009年６月に，看護専門学校の授業において行われた体験発表・講演の最初にあたる部分です．彼は，いつも必ず読みあげる内容をすべて文章としてタイプしてから体験発表・講演に臨んでいました．自分の体験に関わる部分は，自己物語の体裁を整えていると考えられます．なお，これ以降の引用においては，補足や言い換えを（　）などで加筆することがあります．

> 私が身体の異常を感じたのは，今から思えば確かではないが2000年頃だったと思います．当時私は，会社まで鉄道を乗り継いでドア・トゥ・ドアで２時間近くかけて通勤していました．そんなある日の帰り，電車が少し遅れ，乗り換えの時間が短くなり，ホームの間を走りました．その走り方が，足が上がらず引きずるような走りで，その時は，「あれっ，走り方ってこんな感じだったかな……何か変だ」と感じましたが，それからは走る機会もなく忘れてしまっていました．その後，ジャンプが出来なかったり，道路で転び顔を擦りむきズボンを破ったり，また自転車を支えきれず自転車ごと倒れることもありました．しかし，加齢に伴う筋力低下と思い何の不安も持たず，定年後はスポーツクラブへでも行こうと考えていました．
>
> 身体の異常を感じる１年前（1999年）から味覚に異常を感じるようになっていました．その頃，５年先の定年を控えてマイホームを建てていまし

た．それで，会社の同僚から「金策に苦労していますね」なんて言われていました．味の感じ方が弱く，特に甘味を感じることができず，むしろ苦く感じるようになっていました．２年余り耳鼻科へ通院し治療を受けましたが良くならず，2001年の終わり近くには治療を止めていました．この年齢で甘い物を食べないのは，身体のためにはむしろ良いことだと自らを慰めていたのですが，2002年４月，味覚異常はひょっとして神経から来ているかも知れないと思い，神経内科を受診しました．神経内科で，「味覚のことはわからないが，歩き方が変ですよ」と言われ，それから整形外科，神経内科と診察を受け，その結果レントゲン写真を見せられ「大脳と小脳の間が黒くなっているでしょう．小脳が萎縮しています」と説明され，痙性対麻痺（脊髄小脳変性症）と診断されました．この時は，痙性対麻痺と告げられても，むしろ加齢に伴う筋力低下ではないんだと妙に納得したことを覚えています．予後は，将来車イスが必要になることもあると言われたが，命に関わるようなこともないだろうと動揺することもなかった．それからは，４週に１度病院へ通いながら仕事を続けました．

2004年４月に37年間勤めた会社を定年退職し，この年に，障害者手帳の交付を受けました．退職後は北海道利尻島・礼文島への旅行や山形の鳥海山の紅葉を観に行くなど，足は不自由ながら妻と二人楽しい老後を過ごしていました．それがこの年の暮れから，左手に違和感を覚え，2005年秋頃には徐々に左手が上に上がりづらくなり，ドライヤーが持てなくなり整髪にも苦労するようになってきました．そして，病院で週１回作業療法の指導を受けるようになりました．2006年３月に，どの程度筋力があるか検査しましょうと言われ１週間の予定で検査入院しました．髄液，筋電図，MRI の検査を受け，退院前に妻と二人で検査結果の説明を受けました．「運動ニューロンが少しずつ死んでいく運動ニューロン疾患」と聞きましたが，その疾患がどういう経過をたどるのか，正直その時は深く考えず，あまり気にかけていませんでした．退院してからも特に身体の変調もなく，５月には１週間の九州旅行を楽しみました．

６月に入って「特定疾患医療受給者証[1)]」を書き換える際，自分の病気が「筋萎縮性側索硬化症（ALS）」であることを知りました．この時も動揺す

> ることなく，それでも気になったのかインターネットで「筋萎縮性側索硬化症（ALS）」を検索しました．多くの情報がでてきましたが，最初に頭に入ってきた文章は「約半数の人が発症から３年以内に死亡します」でした．頭が真っ白になり深い谷底に吸い込まれていくような気分になり，そして頭に浮かんだのは「あぁ……，俺ってもうすぐ死ぬんだ……」と，初めて死を意識しました．
>
> その時妻が偶然部屋に入ってきたので，「この病気は半数の人が３年以内に死ぬんだって」と言うと，やはりALSを知らない妻は「じゃあ，その半数に入らなければいいじゃない」とさらりと言ってのけました．この言葉を聞いて，何故か気持ちがすっと軽くなり，すごく楽な気分になりました．もし，この時に妻のその一言を聞かなかったら，果たして立ち直ることが出来たかどうか分かりません．その後，二人でこの病気の悲惨さを知ることになり，どうしてよいか分からず泣くことしかできませんでした．この苦しみは本人にしか分からないと思います．

忠彦さんは，各種の研修会や看護学校等で体験発表・講演を盛んに行いました．そのことについては，主に第５章で述べるほか，巻末資料として「講演一覧」も挙げます．ここで引用した最初の部分，すなわちALSであることを知って絶望に陥るくだりは，他の体験発表・講演でも基本的に内容の変動のない部分でした．

まず，注目したいのは，忠彦さんがインターネット検索を行って「あぁ……，俺ってもうすぐ死ぬんだ……」と思った部分です．目にした多くの情報の中から最初に彼の頭に入ってきたのは「約半数の人が発症から３年以内に死亡します」．それを受けて「俺ってもうすぐ死ぬんだ」と思う．元の文では「約半数の人」となっていましたが，「俺」がそうなのだ，と置き換わっています[2]．

次に注目したいのは，そこへ妻の広子さんが来て，忠彦さんに「じゃあ，その半数に入らなければいいじゃない」と答えた出来事です．これによって，主人公がただ死へと向かうような物語ではない物語を形成できるかもしれない可能性が示されたといえます．このようにして，広子さんに打ち明けることによって，悲観的な自己物語を回避する事象は，後に第４章で述べるように，忠彦さんが自己物語を模索するにあたって広子さんを「何でも話し合える」登場人物として性格づけようとしたことにもつながっていくと考えられます．

2　中断される物語
——2006年９月研修会にて——

前節で引用した発病初期の物語は，時間が経過してから書かれたものであり，落ち着いた語り口になっているように読めます．ただし，最後のあたりでは，二人とも「この病気の悲惨さを知ることになり，どうしてよいか分からず泣くことしかできませんでした」，そして「この苦しみは本人にしか分からないと思います」と語られています．このように感じていた当時の忠彦さんに，可能な限り接近してみたいと思います．

2006年９月，難病ネットワークとやま（プロローグ注４参照）の主催で，第２回難病支援研修会というイベントが開催され，清水さん夫妻もそこに参加しました．講師として，今井尚志医師（当時宮城病院）を招き，講演会終了後には，参加者による座談会が行われました．私自身は参加しませんでしたが，ビデオ撮影による記録が残っています．

それをみると，参加者たちは，マイクをまわしながら，自らの状況を語ったり，講師に質問をしたりしていました．隣からマイクを受け取った忠彦さんは，自己紹介の後，次のように語り始めます．

> 実は私はこの６月にALSとわかったばかりなんですよ．でも，その前からいろいろと身体の不調はありました．最初は，一昨年の暮れから左手が動かなくなって，入院したことがありました．ただ，その時は，将来は杖をつくか，車椅子かなあ，とぼんやり考えてはいましたが，命に影響することとは考えていなかったんですね．非常に楽観してました．当時はまだ会社に勤めていましたが，同僚からは「清水さんほどあっけらかんとして気にしない人はいないね」などと言われていました．
>
> しかし，今から思えば，その頃にも，通勤のときに，普通に走れないということがありました．足を引きずるような走り方でした．しばらく走っ

ていなかったから，と思っていました．よく転んだり，駅の階段から落ちたりしていましたし，自転車に乗ろうとしたときに足で支えきれず，そのまま自転車もろとも倒れたこともありました．それでも，自分では加齢による筋力低下だと思っていました．

それから，味覚の異常もありました．甘いものが苦く感じるんです．耳鼻科を三か所ぐらいまわりましたが，治りませんでした．

それで…（１秒未満の沈黙）…これはちょっと神経性のものじゃないかと思って，神経内科を受診したんです．そうしたら，味覚の異常についてはよくわからないが，あなたは…（１秒未満の沈黙）…歩き方がおかしい，ということで，他の病院を紹介されて，最終的に，小脳が委縮している，と．先生は，ちょうどパーキンソン病の患者会ができたようだから，入ってみてはどうかと，会則と振込用紙をいただいたんですが，そのときはまだ…（約２秒の沈黙）…会社に勤めていたので，「それはそれで」というような感じだったんです．平成16年４月に退職したときに，入会したんですが，この６月に，あの…（約１秒の沈黙）…告知されて，それで会の方に，「私，ALS なんだって」っていうような…（約25秒の沈黙）…すみません．で，今日の講演をうかがって，結局，病気を知るということと病気を理解するということとは違うんですよね．で，今はあの，インターネットで調べれば，病気のことはいくらでも知ることはできるんですよね，ですから…（約10秒の沈黙，司会は忠彦さんの背中をさする）…ありがとうございます．それで，あの，私は今思うんですが，患者はもちろんなんですけど，家族のケアも大事だと思うんですよ．それで…（嗚咽）．

嗚咽している忠彦さんに，司会が，残念ながら座談会を終えねばならない時間がきた，と告げました．忠彦さんは「すみません，見苦しいところをお見せして．患者の会は私も是非必要と思いますので，作っていく方向でいけたらいいな，と思っています」と気丈に述べて，その場を締めくくりました．

この場での忠彦さんの物語のうち，前半部分は，前節で引用した発病経過を語る物語と内容的にはそれほど変わらず，その要約的なヴァージョンに見えます．しかし，途中から沈黙が繰り返し差しはさまれるようになります．最初は

１～２秒ぐらいのごく短い間でしたが（それでも実際の会話ではかなり目立つ間です），やがて約25秒の長い沈黙になります．忠彦さんは，「すみません」と詫びながら，懸命に語りを再開しようとしています．しかし，結局，語り続けることができず，嗚咽によって終わっています．

また，物語の筋はもちろん，いったい何について話しているのかというテーマ[3)]もはっきりしません．病気を理解するということについてなのか，家族のケアの重要性についてなのか，あるいはその両方なのか．断片的な言葉が落とされるものの，決して語りの中で他の要素・部分と有機的につながっているようには見えません．

この語りは，忠彦さんが自分がALSであることを知った2006年６月から約３か月後であり，約３年後に語られた前節の物語よりも前のものです．したがって，忠彦さんは最初からまとまりのよい自己物語を語れたわけではなく，むしろALSであることを知った当初は，物語の筋は混乱し最後まで語れない状態だったのではないかと考えられます．

3　中間考察
――物語の混沌を許容すること――

このように秩序だった物語として語られない物語をアーサー・フランクは「混沌の物語（the chaos narrative）」と呼んでいます（Frank 1995: Chap. 6）．混沌の物語は，物語の体裁を整えているわけではないという点では，そもそも「物語」になっていない，ともいえます．その意味では，「物語が混沌としてしまう」という方が，よい表現かもしれません．

いずれにせよ，この章の第２節で述べた物語が混沌とする状態から，次第に忠彦さんは体裁の整った自己物語を語れるようになっていったと考えられます．

この座談会の約２か月前にあたる2006年７月，清水さん夫妻は周囲に勧められて「ALSの集い」（第５章第１節参照）に参加しています．そのときのことを，忠彦さんは後の体験発表・講演でしばしば次のように語りました[4)]．

> 自分がALSであると初めて人前で話し，号泣してしまいました．でも，泣き終わった後は気持ちが楽になり癒された気分になり，次回からの参加

が楽しみになりました．

物語の混沌は，一般的には聞き手にとって負担が重く，避けられがちです．したがって，そのような物語の混沌が許容されるコミュニケーションの場が貴重になると考えられます．具体的には，沈黙や涙を忌避せずに待つこと（一定の時間は余裕をもって見守ること），その時点での語り手の気持ちをそのまま言い表すような言葉，たとえば，つらい気持ちについてだけ語った人には「とてもしんどい思いをされてますね」とか，あるいは，最近の懸命の取り組みを語る人には「自分なりに頑張っておられるんですね」といった言葉をかけて，決して変化の必要性や方向性を性急に示さないことが重要です．変化を強いない雰囲気によって，病いをもつ人は，実際の他者に向けて試しに物語を語りやすくなり，自分のペースで好ましい物語へと変化していきやすくなるのではないかと考えられます．もちろん，そうした物語も弱みや限界を抱えていることはしばしばあるので，そのような変化がよいことずくめとは限りません．それでも，病いをもつ人にとって，より生きやすい物語を語れるようになることは，その人自身の存在に関する自信を取り戻すことにもつながると考えられます．

注

1）難病の医療費助成制度は，1972年に制定された「難病対策要綱」に端を発します．本来の趣旨としては，治療法が確立されておらず，なおかつ患者数が少ないがゆえに研究から取り残されやすい疾患に対して，治療研究事業を推進し，患者に対しては治療研究への協力を求めるかわりに医療費を助成するというもので，「特定疾患医療費助成制度」と呼ばれました．ALS は1974年に特定疾患の指定を受けています．この制度は，特定疾患の患者にとっては，進行度や収入において区別はあるものの，しばしば高価になる薬剤やその他の療法によってかかる費用負担を抑える大きな意味をもっていました．他方で，特定疾患は最終的には56疾患にまで広がったものの，それ以外の難病には手が及ばないという問題がありました．これに対して，2014年５月23日，通常国会において「難病の患者に対する医療等に関する法律」が成立．2015年１月１日に，既に助成対象だった疾患に関してスタートし，同年夏には助成対象を300疾患に拡大しました．ただし，難病患者自身にも，収入に応じて一定の自己負担を求めることが，これまで以上にはっきりと謳われるようになりました．申請手続きとしては，保健所が窓口となり，「特定医療費（指定難病）受給者証」を発行してもらいます（毎年の更新が必要）．なお，医療費助成制度や，他の難病にかかわる情報については，難病情報センターのホームページ（http://www.nanbyou.or.jp/）が参考になります．

2） インターネット上の情報や医師による説明などの中から，印象的な部分だけを取り出し，自己と悲観的に結びつけるような思考・推論の仕方は，忠彦さんに限らず行われうると考えられます．前田（2015）は，多発性嚢胞腎（PKD: Polycystic Kidney Disease）患者のフォーカスグループインタヴューにおける語りの事例を挙げています．語り手は，医師による「40までで透析入るよ」という言葉を，自分の母親が透析を始めてから２年で亡くなった過去の出来事と結びつけ，「私の人生42歳で終わり」と思います．しかし，当事者グループに参加することで，さまざまな経験をしている人がいることを知り，「透析後２年っていうことはまずありえない」と思うようになったと語ります（前田 2015: 49–51）．この例からは，自ら構成した自己イメージないし自己物語を解除するうえで，他者との交流が有効である可能性がうかがえます．

3） ここでは，テーマ（主題）を，語られる物語を意味のある大きなまとまりとしてみたときに，それが「何について」のものであるかを表すものととらえます（伊藤編 2013: 16，および注７）．

4） ここで引用する文章は，巻末資料にある講演（３）以降，すべての講演において含まれていました．

第3章 生きることへの問いかけ
――今井尚志医師への受診（初診）――

1　診察の前に

前章第2節の舞台となった2006年9月の第2回難病支援研修会は，清水さん夫妻にとってのみならず，富山県における難病支援にとっても大きな出来事でした．というのも，この研修会で清水さんは講演者の今井尚志医師と知り合い，その後 ALS 専門外来を受診することになったからです．もうひとつ挙げなければならないのは，当日の座談会に参加した人の間で患者グループ設立の機運が盛り上がったことですが，これについては第5章第1節で述べることにします．

清水さんの宮城病院への受診は三度行われています．第1回目は2006年12月6日で，この時は中川美佐子さんが同行し，医師・患者双方の了承を得て診察の模様を録画しました．その後，録画担当を伊藤が引き継ぎ，第2回目（2007年4月25日）と第3回目（2008年4月17日）の受診に同行しました．この章では，第1回目の受診を撮影した録画をもとに，清水さんと今井医師とのやりとりを，補足を交えながら記述していきます．

この診察は全体で1時間20分ほどに及びます．まず医療ソーシャルワーカー[1)]が，忠彦さんの身体の状態を質問や観察によってチェックします．そのあと，今井医師が入室し，窓に向かって置かれた机の前に座ります．そして，忠彦さんが現在の身体の状態についてあらかじめまとめておいた文書に目を通しながら，それに関する細かな質問をいくつか行ってから，いよいよ診察が始まりました．

（1）診断名に関するやりとり――セカンド・オピニオン――

診察が始まると，今井医師は尋ねました．

「それで，あなたとしては，今日いちばん私に求めたいことは何でしょう？」

「ALSがご専門である（今井）先生に診ていただくことで，たぶんALS（という診断）は覆らないと思いますけど，悔いのない納得を得たいと思いまして．」

なるほど，と今井医師は言って，手に持っていた資料を机の上にやりました．

「あなたは，今日は杖をついてやってきたけど，ふだんも杖をついてるんですよね．転ばれたことはありませんか？」

「ええ，転んだことは過去にはあります．」

「今ここに来られる時は？」

「今は女房が腕をとってくれますから，転ばないです．家の中では，最近2回転びました．」

そう，と今井医師は小さな声で言いました．その後，今度は忠彦さんの手とひじを両手で持って動かしてみたり，先端がプラスチックでできた小さなハンマーのような器具で身体の方々を軽くたたいたりし始めました．

「さっきの話だと，当初は痙性対麻痺と言われていたのが，筋萎縮性側索硬化症に変わった，ということでしたよね．それは，患者さんの側からすると，何か全然別の病気に変わったというふうに思われるかもしれないんですが，医学的には実はそうでもないんですよ．われわれもね，経過をみながら筋萎縮性側索硬化症だということが徐々にわかってくるということが，よくあるんです．だから診断のプロセス自体は，適切だと私は思いますね．」

今井医師は，さらに忠彦さんの肩のあたりを素手でもむようにさわりはじめました．

「ああ，ごっそり（筋肉が）やせているね．手はどこまで上がりますか．」

「手ですか．右は，全然使わないとこれぐらい上がるんです．でも何かやってると，上がらなくなるんです．」

「ふうん，疲れやすいわけですね．左は？」

「左はもう，これぐらいがせいぜい．」

忠彦さんが上げようとした左手は，腰から少し上のあたりで止まっていました.

わかりました，と今井医師は言った後，続けて，手首はどれぐらい曲げられますか，上には？，反対側には？，と矢継ぎ早に質問しながら忠彦さんの身体の当該部分を動かしていきました．次に今井医師は，再び小さなハンマーで忠彦さんの足を数箇所たたきました．

「ここをたたいてもこれだけ（足が）動くってことは，腱反射が相当亢進しているんですよ．手足の『傾性』（＝外部からの刺激に対する運動）っていうんですが，つっぱりの症状が見られる．手と足，それから身体を支える筋肉も痩せています．手，足，体幹，これらすべての筋肉に萎縮があるということは，どういうことかというと，脊髄の筋肉を支配している神経の具合が悪いので，それらの筋肉がすべて萎縮してくる，ということなんですね．それから，つっぱりの症状の方は，もっと上の方の脳から脊髄に来る神経の具合が悪くなっておこるんです．筋萎縮性側索硬化症であるということは，疑う余地はありません．」

コラム④

神経難病とセカンド・オピニオン

忠彦さんに限らず，多くのALS患者または家族が，セカンド・オピニオンに関心がある，もしくは強い希望をもつようです．人によっては，サード・オピニオン以降を求めて複数の医療機関を受診することもあります．これは，ただ命にかかわる大きな病気だからというだけでなく，今井医師が「経過をみながら筋萎縮性側索硬化症だということが徐々にわかってくるということが，よくある」と言っていたことにも関係しているように思われます．つまり，診断経過が流動的で暫定的であることは，「自分は本当にALSなのだろうか」という自己の不安定さにつながりやすい．したがって，セカンド・オピニオンへの関心・希望は，いちがいに「否認」や「非受容」の問題としてだけ片づけられるべきではありません．「ALSではないという結果であってほしい」という気持ちも含みつつ，「はっきりさせたい」という動機も混じりあっていると理解すべきでしょう．

（2）三つの自己管理

今井医師は，そのまま話を続けました．

「ですから問題は，いつあなたにどういう症状が出てきて，どういうことを気をつけていかなければならないか，ということになります．食事の管理，それから呼吸の管理，運動に関する管理，これらについて自己管理能力を上げておくと，急にトラブルがおこって崩れるということがおこりにくい．これが目標です．」

ここまでいいでしょうかと確認されて，忠彦さんは，はい，わかりました，とうなずきました．今井医師は，うんとうなずいて話を続けます．

「まず，転倒がおこる可能性がありますね．どういう動作は自分で完全にできるか，どういう動作は一部介助してもらいながらできるか，どういう動作は完全に手伝ってもらう必要があって自分ひとりでは避けるべきか，これらを仕分けしなければなりません．しかし，この病気の難しさは，少しずつ進行するのは避けられないので，１週間前にできたことでも今できるかわからない，という点にあります．」

それから，もうひとつはね．ここまで言うと，今井医師は，うーんと，そうだね，と言いながらいったん目をそらし宙にさまよわせ，言葉をさがすかのような沈黙をはさんでから，再び忠彦さんの方を見すえました．

「進行したことに対して，自分自身で認めたくないというような気持ちがはたらくことも多いかと思うんですよね．」

「うーん，いや，今は，認めたくないという気持ちはそんなにないと思うんです．」

「そうですか．いや，あなたの場合は，お話ししていて，自分の症状を客観的にとらえてらっしゃるから，たいしたもんだと思って聞いてました．自己管理能力を上げるには，この病気についてきちんと理解することが前提になります．たとえば，あなたはここに来る途中，飛行機に乗るとき，車椅子を使ったそうですね．ここには，自分には難しい運動だから代償的な（＝代わりに補う）道具を使おうという判断があります．こういう判断は，とてもいいと思いますよ．それから，先ほど，あなたが自分の状況についてまとめられた文書を見ましたが，非常に要点を押さえてある．要点というのは，最初に下肢の歩行障害について，手はいつから具合が悪くなったのか，それから，嚥下（えんげ）（＝飲み込み）の問題．ポイントを押さえながら症状の経過を書いている．こういうふうに自分を客観的に見られるということは，自己管理能力がかなり高い証拠だと思います．」

今井医師は，手に持っていたペンライトをつけて，忠彦さんに口を開けるよう指示しました．そして，口の中をペンライトで照らしながら，中をのぞき込み，うん，舌の萎縮はあんまり目立たないね，とつぶやきました．

ただ，舌の動きがどうかというのは，また別問題なんです．そう言って今井医師は，木製の舌圧子（ぜつあつし）を袋から取り出して左手に持ち，右手にはペンライトを持ったまま，忠彦さんに舌を出して左右に動かすよう指示しました．

「もっと早く．」

今井医師は自ら舌を出して左右に速く動かして見せます．

「先生のようには動きません．」

「そうだね．ゆっくりしか動かないね．これはどういうことかというと，舌の痩せにかかわる神経の方はまだ大丈夫なんだけど，舌の動きを支配するもっと上の方の神経が少し悪い．それによって，舌の動きが遅い．ゆっくりしか動かない．そして，病気の進行にともなって，舌の痩せがもっと目立つようになってくる．」

今井医師は，今度は舌圧子で忠彦さんの舌を上から押さえ，ペンライトで口内を照らしながら，口の奥の方をのぞき込みました．そうしておいて，忠彦さんに，「あ」という大きな声を出させました．

「ふうん，喉の方は，少し進んでいるようです．あわてて食べるとむせたりしませんか．」

「いえ，むせるということはないんですが，食べ続けていると腕が疲れて上がらなくなります．休み休みでいいんでしょうけど，止めるともう食べられなくなってしまうんじゃないかという強迫的な観念があるもんですから．でも，本かインターネットだったか，１回の量を少なくして回数を食べなさいと書いてあるんですけどね．」

「なるほど．なぜ，１回の量を少なくするか，わかりますか．」

「飲み込みが悪くなるのと，疲れてくるからではないでしょうか．」

もうひとつあるんですよ，と言って今井医師は椅子に座ったまま少し後ろに下がって忠彦さんから離れました．

「おなかをいっぱいにすると，呼吸障害が進行している人の場合，横隔膜を上げたり下げたりという動きにも影響が出ちゃうんです．」

「そういわれてみれば，最近，腹いっぱい食べると呼吸がしづらいことがあるように思います．」

今井医師は，微笑みました．

「そうなんですよ．それが，実は今日一番お話ししたかったことのひとつなんです．リスク管理の一番大切な部分．転倒などのリスク，飲み込みに関するリスク，そして呼吸に関するリスクです．呼吸のリスクというのは，息が苦しいと感じることだけじゃなく，食事にもかかわることなんです．睡眠にもかかわります．たとえば，仰向けに寝て呼吸をすると，横隔膜を動かすだけでなく，胸を上に持ち上げるようにして広げなければならなくなります．この重力に逆らって上に動かすというのは，この病気が進行してくると，なかなかたいへんなことになるんです．それで，知らない間に，夜間の呼吸機能が低下していく[2)]．すると，患者さんは不眠を訴えられるんです．不眠を訴えられた医者が，事情をよくわからないまま睡眠薬を出す，ということがよくあります．しかし，睡眠薬を飲んでも呼吸機能は衰えているので，根本的な解決にはなっていない．むしろ呼吸をきちんとサポートすることが大切で，睡眠薬は必要ないというケースも多いんです．」

それからね，と今井医師は椅子に座ったまま再び忠彦さんに近寄り，胸の前側を手でさわりました．

「あなたのここの筋肉が落ちてます．視診上，呼吸筋が少し弱くなっているんです．たぶん，瞬発的な呼吸の力は衰えていないかもしれないけど，寝ているときの呼吸は少し落ちている可能性もあります．定期的なチェックをそろそろやった方がいいかもしれない．短期間入院して，夜間にモニターするんです．ただ，なかなかそのような機会があっても，自分の進行を認めたくない患者さんもいて，チェックすること自体嫌だと言われることもあるんですよ．」

「確かに，今のお話を聞いてですね，たとえば（自分がALSであることを）認めていてもですね，自分では正直なところ『まだそんなに悪くない』と思ってい

コラム⑤

患者の「自己管理」がもつ意味

ここで今井医師は，忠彦さんが自分自身のことを客観的に見られていることを指摘して，自己管理能力の高さを示すものと褒めています．また，今井医師は，他の受診や相談機会においても，患者が検査もしくは測定された数値を諳んじていたり，その他の仕方で自分を客観的に，冷静にとらえている様子を見せると，そのことを大いに評価していました．こうした自己管理する患者の称揚には，次のふたつの含意があると考えられます．

ひとつは，周囲の他者との冷静なコミュニケーションを行いやすくなることです．診断の後，患者本人も家族も失意のどん底に突き落とされますが，その中でもしばしば自分なりのやり方で必死で戦っている場合があります．家族は，書籍や知り合いを頼ったり，あるいは患者会や医療講演会に参加したりして，情報収集を行い，その結果を患者本人に伝えて共有しようとすることがあります．ところが，患者は，それを拒絶し，自室にこもってインターネットを検索し，家族に耳を貸さず，また自分がどのように考えているのかも言わない．このようなケースはしばしば見受けられます．これに対して，互いの考えはよくわからないままでも，とりあえず体重を記録していくとか，転倒した出来事を記録しておくといった方法で，数値や事実を共有できれば，それをもとに冷静に話し合う道も比較的開きやすくなると考えられます．

もうひとつの含意は，症状の悪化にともなうさまざまなリスクを回避しようとする営みに患者自身が参与することです．実際のところ，客観的な数値や冷静な観察を用いるといっても，完全に自己を管理することは困難です．このことは，この節で今井医師が夜間の呼吸困難について説明していたこと（努力肺活量による測定だけでは見えない部分がある）をみても明らかです．したがって，字義通り「患者が自身を管理する」というよりは，「病状の観察，および悪化にともなうリスクの回避に向けて患者自身も部分的に参与する」ととらえる方が正確ではないかと思います．ALS の場合，進行が予測しづらく，患者自身の自己観察眼にも頼らざるをえない点が，このことの重要性をいっそう高めているといえるかもしれません.

て，それに対して『いやそんなことはないんですよ．かなり進んでますよ』と言われるのが怖いという，それはあるんですよね．自分としては『いや，まだそこまでは行ってない』という，認めたくない気持ちというのは，正直言ってあるんです．わかってはいるんだけど，自分はまだそこまで行っていないかもしれないです．これからどうなっていくのかというのが気になるので，自分で本を読んだりするんですけど，そうすると，『あ，これもしなければいけない．あれもしなければいけない』って先走っちゃう．たとえば，在宅療法になれば，訪問してくれる開業医を見つけておいた方がいいと，本に書いてあるものですから，もう見つけて頼んである．自分では，まだそこまでしなくていいのかなとも思うんですけど，誰も『清水さん，まだそこまで行って（＝進行して）ないよ』って言ってくれないから，自分で本を読んだりして，悪くなってからよりも今のうちがいいのかな，とやってるんです.」

2　人工呼吸器装着をめぐるやりとり

診察でのやりとりは，このあたりから今後の生活，とりわけ人工呼吸器（TPPV）の採否に関わる話題へと移っていきます．少しわかりにくところもあるので，コラムで説明をはさみながら記述していきます．なお，実際の診察では，同席していた妻広子さんとのやりとりが後に続きますが，それについては第４章第２節で詳しく取り上げます.

（1）「在宅療法」ってどんな意味？

前節（の最後のあたり）で，忠彦さんは「自分では正直なところ『まだそんなに悪くない』と思って」いるのだと率直に語っていました．これに対して，今井医師は，それでもそんなふうに自分の気持ちをきちんと理解されてるんだから，ずいぶんいいよ，そういう人，珍しいよ，と言いました．その後，今井医師は，忠彦さんをじっと見つめながら次のように質問しました．

「いま『在宅療法になれば』と言われましたけど，あなたは現在既に自宅におられるんですよね．なぜ『在宅療法』という言葉をあえて使われたんですか．」

コラム⑥

時間設定と会話のきっかけ

この章の第１節（2）で，忠彦さんは，近い将来訪問診療をしてくれる医師を探していることを述べ，その際「在宅療法」という言葉を使っています（下線部）．今井医師は，この「在宅療法」という言葉をとらえて，既に自宅で過ごしているにもかかわらず「在宅療法」という言葉をあえて使うのには特別な意図があるのか，と問いかけます．そして，この後の会話をみればわかる通り，この質問には，「在宅療法」という言葉に「人工呼吸器を着けて生きていこう」という人生イメージが含まれているのか，という疑問が込められています．

このような疑問を投げかけるのは思い切ったことであり，タイミングも難しいのではないかと思われます．忠彦さんのケースでポイントになったと考えられるのは，「在宅療法になれば」という部分です．これは「もしこの先在宅療法になれば」というふうに受け取れるので，忠彦さん自身が語りの時制を未来に設定したと考えることができます．患者の語りが未来時制になることが，将来的な話を切り出す契機のひとつになるといえるかもしれません．

とはいえ，忠彦さんにしてみれば，将来のことを話そうという明確な意図はなかったと思われます．虚をつかれたように戸惑いながら，「在宅療法」という言葉にそれほど深い意味を込めていたわけではないと彼は釈明し，いったんそこで会話は途切れたかのように見えます．しかし，この後，彼は自ら沈黙を破って，人工呼吸器（TPPV）の採否について揺れ動く気持ちを語り出すことになります．

忠彦さんは，いえ，あの，と若干戸惑ったふうになりました．

「この病気は，いろいろ見ていると，長期入院っていうのはあまり聞かないですよね．そうすると在宅ってことになるのかなと．」

「でも，今だって自宅におられるんでしょう．」

「自宅ですけれども，最終的には人工呼吸器を着けてってことですよね．」

「人工呼吸器を着けて生きていこうとしたときに，そのとき自宅にいたら『在宅療法』という言葉を使おうと思っていらっしゃるんですか．」

「いや，そういう意味では…．そこまでは私も頭の整理ができていませんから．訪問で診察を受けるっていうことを指して『在宅療法』って言ってるんじゃないかと思います．」

（2）揺れ動く気持ち

なるほど，と今井医師は言って，しばらく沈黙しました．すると，忠彦さんの方が沈黙を破って，静かに話し始めました．

「自分自身が人工呼吸器を着けるかどうかは，日々悩んでます．揺れ動いているんですね．私は正直言って，苦しいとか痛いとかは，辛抱できない人間です．だけど，経済力とか，介護力とか，死生観とかいろいろありますよね．たとえば，人工呼吸器を着けないと宣言したときに，映画とかドラマで見るように，一日か二日ですっと死ねるのであれば，たぶん着けないと思うんだけれども，けっこう苦しい期間が半年ぐらい続くんだろうな，と．そのときに，その苦しみに耐えられるか，自信ないですね．」

今井医師は，そうですか，と言って椅子に座り直しました．

「まだなかなか，イメージとして自分の中にその時（＝気管切開・人工呼吸器装着）のことを描き出すのは難しいでしょうから．」

「私，人工呼吸器と胃ろうを着けた人にお会いしたことがあったんです．ショックでした．」

「それはいつぐらいの話ですか．」

「今年の１月です．」

「ふうん…ショックだった．」

忠彦さんは，無言でうなずきました．すると今井医師は，広子さんの方を見て

コラム⑦

語りにおける動機の語彙と物語の声，モチーフ

ここでの忠彦さんの語りは，本人自身が「揺れ動いている」と語る通り，一貫した考えではなく，さまざまな要素が入り乱れながら，行ったり来たりしているように見えます．

その中で，「経済力」「介護力」「死生観」といった言葉が顔を出しています（下線部）．これらは，忠彦さんが気管切開・人工呼吸器装着の採否について決断しようとする際に動機となる言葉としてとらえられます．これを「動機の語彙」と呼びます．

「私には経済力がある／ないから，人工呼吸器（TPPV）を採用する／しないことに決めた」
「私には介護力がある／ないから，人工呼吸器（TPPV）を採用する／しないことに決めた」
「私は～という死生観を持っているから，人工呼吸器（TPPV）を採用する／しないことに決めた」

「動機の語彙」は，チャールズ・ライト・ミルズによって知られるようになった概念です（Mills 1940）．ポイントは「語彙」という言葉に表れているように，「動機」は各個人の内にあるというよりも，社会に流通し，いわばストックされている言葉の群であり，個人はそれを用いて自分の動機として語るという点です．単純に主人公の行為の動機として機能するという意味では，その後「苦しいとか痛いっていうのは怖い，嫌い」も動機であり（「私は苦しいとか痛いのは怖い（嫌いだ）から，人工呼吸器（TPPV）を採用することに決めた」），この概念を幅広く適用することも可能です．しかし，「経済力」「介護力」「死生観」といった言葉は背景となる社会的情況とより密接な関係をもつ可能性があります．

もうひとつ重要なのは，これら動機の語彙は，あくまでも上に命題化したような「動機ー行為」のセットとして語られているわけではなく，曖昧さをともなって，語りの中に断片的に表れているという点です．この曖昧

さは，物語における「声」としてとらえることもできます．「声」という概念には複数のとらえ方がありますが，伊藤編（2013）では，ひとつの筋やテーマにはまとめきれない要素，たとえば断片的な言葉や，沈黙，言い直しによって観察されるものとしてとらえています．それらは「物語として機能するかどうか未だわからない」（伊藤編 2013: 17）ものです．したがって，ここで動機の語彙としてとらえた言葉たちは，声として，この後忠彦さんの自己物語の中で重要性を帯びるかもしれないし，そうならないかもしれないものといえます．

実際「介護力」は，この後忠彦さんの語りに何度も出てくることになります．このように何度も繰り返し現れて，物語の筋やテーマを導く言葉を「モチーフ」と呼びます（伊藤編 2013: 15–16）．

尋ねました．

「奥さんも一緒に会われた？」

「はい．」

「奥さんは，どうでした？」

「私も同じです．」

「ショックだった？」

広子さんは，無言でうなずきました．忠彦さんが話を継ぎます．

「それまで，本の写真とかで，人工呼吸器を着けた方を見たことはありましたけど，実際にお会いするのは初めてでしたから，ショックでしたね．」

ここで，約５秒ほどの沈黙が流れました．その沈黙を破って，忠彦さんが言いました．

「あとは，そうなっても生きていけるためのモチベーションを持てるかどうかだと思います．それと，今言った，苦しいとか痛いっていうのは怖い，嫌いなんで．一日か二日なら我慢できるけど．半年，まあ，どれぐらい続くのかわからないんですけど．だから，もし人工呼吸器を着けないと決めた場合は，あとは，もう，ね．」

(3)「モチベーション」を際立たせる

そのとき，今井医師が，忠彦さんの話をさえぎるように割って入りました．

「人工呼吸器をね，着けないって選択をされた場合は，緩和ケアというのが非常に大切ですよね．それをきちんとできる施設は，日本ではほとんどないんですよ．そのときはね，遠慮なくここに来てください．もし本当にその決断をされたら．」

「はい．さっき言った訪問してくれる先生が，もともと麻酔科出身で，ALSの患者も担当されてるし，緩和ケアにも対応してくださるんじゃないかと聞いてまして．」

「そう．それなら，その先生に任せて大丈夫じゃないかな．もし終末期緩和ケアを選ばれるということなら，麻薬をきちんと使ってくださるということが重要なので，よかった．なかなか少ないんですよ，そういう先生．」

「いや，だから，私もまだそう死に急ぎたいわけではないんで，あの，なんとか，あの，ね，人工呼吸器を着けても楽に生きたいなと思うんだけども，やっぱり介護力ですよね．やっぱり，うちも，女房と二人だけですし，娘は一人同居していますけど，娘には娘の人生がありますから．」

「ああ，娘さん．お仕事されてるんですか．」

「はい．娘には娘の人生がありますから，そうすると，あとはやむなしに妻に頼らざるをえないんですけど．介護力の問題ですよね．あとは，結局，人工呼吸器を着けてこう生きたいというのが前に出ればですね．今は，やっぱり，一番の問題は，夜間の吸痰がずっと続くと，１週間頑張ってくれよというのであれば頑張りようもあるけど，24時間365日あると，何年頑張ればいいのかもわからないし，早く自動吸痰の人工呼吸器[3)]ができれば，たぶん考えもまた変わると思うんですけど．」

ここまで腕組みをして，小さく相槌をうちながら忠彦さんの話を聞いていた今井医師は，忠彦さんの話が途切れるのを待ってから，しっかりとした芯のある口調で言いました．

「まあね，そういう技術によって変わるというところは確かにあるんですが，一番大切なのはね，さっきあなたが言われたモチベーションですよ．」

「ええ，そうなんです，それをね，」

「社会的状況は後から変えられますよ.『モチベーション』が一番大切.」

「そうです. いろいろな資料やインターネットなどを見ていると, 人工呼吸器を着けて頑張っておられる方もたくさんおられるんですよ. 自分なりのモチベーションをきちんと持ってね.」

「持っている人もいるんだよね. モチベーションがあるから表に出てこられる. 実は, そうではない人もたくさんいるんですよ. そこは, 本人がどう思っておられるのかは, なかなか難しい問題もたくさんあるんだけれども, 周りで支えている人間が苦しいかもしれない, モチベーションがないと.」

「ですから結局, あの, 私としては, 立派な人の話はいろいろ聞くんだけども, 人工呼吸器を着けなかったことを選択された人とか, いま先生が言われたモチベーションを持ってない人の考えというのは, 全然 (情報として) 入ってこないわけですよね. 本当は, 正直言うと, そういう方の意見を聞いてみたいという気持ちもあるんですけど, なかなかそういう人の話は出てこない. そうすると, 出てくる方の話を聞いてると, 自分は, そこまではできないかなあと.」

「確かにできないよね, 多くの人は.」

「それでも, 何かやり続けたいことがあればですけど, それもないし. ということで, モチベーションが果たして持ち続けられるか, と思ってるんです.」

「確かにその通り. それが一番大切. 他の, さっき言われた自動吸痰機であるとか夜間の介護力といったことはね, 言ってみれば『オマケ』ですよ. 魅力ある生き方をあなたが本当にすれば, 人が集まってくるから.」

きっぱり言い切ると, 今井医師は忠彦さんをじっと見つめました.

「やはり, 究極的には自分の生き方っていうのをどうするかっていうこと, 特にあなたの新しい生き方, チャレンジの部分が必要でしょう. それでね, 私はあなたの自己管理能力とか, ものごとを論理的に考えていく能力は, きわめて高いと思いますよ. それでね, そのことは十分認めたうえで, 今のまんまあなたが人工呼吸器を着けるのはお勧めではないね.」

今井医師は小さく笑みを浮かべました.

「たぶん奥さんは頑張って介護を続けられるでしょう. それでもね, やっぱりね, 自分が, 何かに対して目標をもって, それにチャレンジしようと (することが大切). つまりね, 人工呼吸器を着けて生きることがどういうことかっていうとね——僕がどう思っているかを言いますよ——新しい人生に生まれ変わるっていうことだと思う．いったん死ぬ．そしてね，新しい生を得て，新しいチャレンジがそこから始まるっていう意気込みだと思う．実は，私のやり方は，人工呼吸器を着けさせようとすると思われてしまうことがあるんですけど，そうではないんですよ．私が管理している患者さんの中で人工呼吸器を着ける患者さんは，むしろ少ないです．それでね，」

今井医師は，いったん話すのを止めて，何かを考えるように「うーん」と言いながら目を閉じ，また開きました．

「つまり，まず，あなたがさっき言われた『半年ぐらい苦しい』という状態は，私が管理している限り作りません．それは，モルヒネを使うことも含めて，苦しみをとるっていうことに関して徹底的に治療する．だから，苦しいっていう理由で人工呼吸器を着けるということはないです．一番大切にしてほしいことは『モチベーション』ですよ．『苦しいから着ける』っていうのはないですよ．苦しいのは徹底的にとってあげる．それでも，人工呼吸器を着けて新しい生をもらって生きていこうという強い生き方，そこをお持ちの方には，積極的に支援してますよ．それは，すごい積極的に支援してます．」

そこまで言うと今井医師は，話すのを止めて，忠彦さんの方を見つめました．忠彦さんは，小さな声で答えます．

「先生の言われることは，わかります．自分でもモチベーションは大事だと思ってます．」

「うん，それでね，私がモチベーションを（ALS 専門）外来で大切にしているのはどういうことかっていうと，モチベーションを見つけるチャンスを，外来を通して提供したいと思っている．どういうことをモチベーションにしようかねって．経済的なこととか，介護力のこととか，そういう要因はありますよ．あるんだけれども，付属的なことですよ．それはね，モチベーションがしっかりしていたら乗り越えられる．」

こうきっぱり言うと，今井医師は，首を傾け，再び，にっと笑って忠彦さんを見ました．忠彦さんは，小さな声で，ですよね，と答えました．

「うん，それでね，これは私からあなたへのアドバイス．あなたはね，けっこうそこのところ（＝介護力）を強く言われるから，そう言われるとね，亡くなった後，奥さんが『そのために自分の夫は死んだんだ』って思うかもしれないから，それはここで封印することです．」

「先生の言われることは，よくわかります．うちの女房は，どんなことがあっても一生懸命介護してくれるんじゃないかと思うんですよ．そのときに，人工呼吸器を着けないということになったら，女房がどう思うか．」

「そうです．だからこそ，あなたは『モチベーション』のことだけ意識して，介護力のことは口にするのをやめる．」

「はい．それで，いま女房と合意してるのは，私の意見は尊重する，と．生きることを選択しても，死ぬことを選択しても，とにかく私の意見を尊重するっていうのが，いまのところの合意なんですよ．」

忠彦さんが話している間，広子さんは横に座って，ずっと夫の話を聞いていました．目と鼻の頭は，これまで涙を抑えていたのか，泣いた後のように赤くはれぼったくなっています．手にメモ帳とペンを持って，メモ帳を両手でもんだり曲げたりし続けています．

今井医師は，わかってますよ，だから私のところにも来られたんでしょ，そうでもないとここには来られないでしょう，と言いました．すると，広子さんは，ふっと小さく噴き出すようにして夫の方をちらりと見ました．忠彦さんも少し笑ってうなずきました．

「まあ，正直言って，自分でも一番欠けているのはモチベーションだと思うし，自分もすごい弱い人間だから．こうやっていろいろと動いてますが，おそらく最後までずっと揺れ動くのかなあと．」

「それでいいじゃないですか．いつ決断しなければいけないのかを言うのが，医療です．どういう症状が出てくるのか，継続的に情報を提供してあなたに理解できるようにしていただくことが『告知[4)]』だと，私は思っているんですよ．」

「よくわかります．結局，私が知りたいのも，この先どういうふうになっていくのかという流れを知りたいなあと．」

「そうだよね．せっかく遠くから来たんだもんね．」

今井医師は，自分が今日のように ALS 専門外来で話すことには，患者にとってはシビアなことが含まれ，ショックを受ける人も少なくないと言って，次のように説明しました．そのため，ソーシャルワーカーや看護師が同席して今日の話を聞いている．彼女たちは，必要に応じて，病院外の訪問看護や介護事業所などとも連絡をとって，この外来で行ったことのねらいが何であるのかを共有するよう図っている．たとえば，診察が終わってから，そこでの話を患者はどのように受け取っているのか，あるいは，診療で浮かび上がった今後の支援の方向性を共有してくれる人は地域にいないかといったことを考えている，と．

3　頑健な物語の模索に向けて

この診察でのクライマックスは，前節（3）で今井医師が「一番大切なのはね，さっきあなたが言われた『モチベーション』ですよ」と言うところでしょう．はじめに断っておくと，今井医師がこのことを言ったのは，清水さんとのやりとりの中で人物を観察しながら行ったことであり，あくまでも個別的な対応です．異なる患者には当然異なった対応になりうると考えられます．そのことをふまえたうえで，この本では，清水さんにとって今井医師は非常に重要な存在であったと考えています．しかし，なぜそう言えるのか．それを説明するにはいくつかステップが必要なので，ここではまずこの「モチベーション」をめぐるやりとりがもつ特徴について考察し，後の分析（第7章第1節（3））につなげたいと思います．

この「モチベーション」という言葉は，この章の第2節（2）において，忠彦さんが「そうなっても生きていけるためのモチベーションを持てるかどうかだ」と語ったところで初めて現れた言葉です．「モチベーション」は，まさに「動機づけ」と訳されるように，人工呼吸器（TPPV）採否の決断に関わる（「そうなっても生きていける」）動機の語彙として機能しうるがゆえに，今後忠彦さんがどのような自己物語を語るのかという点でも重要になってきます．ここでの今井医師の口調は力強く，忠彦さんの語りが少し違う方向に行きかけても，それには決して従わないようなところがあります．たとえば，忠彦さんは，人工呼吸器（TPPV）を採用して「モチベーション」をもって生きる人たちの物語にふれると「自分は，そこまではできないかなあ」と感じる，と語っています．これに対して今井医師は，「確かにできないよね，多くの人は」と答えています．忠彦さんが用いた主語は「自分」であるのに対して，今井医師は「多くの人」という主語を採用しています．「多くの人」は「自分（忠彦さん）」を含むかもしれないし，含まないかもしれない．このように曖昧にすることは，忠彦さんも人工呼吸器（TPPV）を採用して生きる自己物語を構成できるかもしれないという余地を残すことになります．

続く忠彦さんの発話では，「何かやり続けたいことがあればですけど，それもないし」と彼は語り，続けて「モチベーションが果たして持ち続けられるか」と述べています．これは，「やり続けたいことがない」という部分をふまえると，かなり否定的なニュアンスで「自分はモチベーションを持てないのではないか」というように聞こえます．それに対して今井医師は「確かにその通り」と答えますが，しかし，続く部分では「あなたはモチベーションを持てないのではないか」とは言わず，「それが一番大切」言っています．ここでの「それ」は，前後をみると「モチベーション（を持ち続けること）」を指すと解釈するのが妥当です．つまり，今井医師はもとの主張を繰り返しているのです．このようにしてみると，忠彦さんが，自分はモチベーションの具体的な内容を見つけられないかもしれないと語ろうとするのを真っ向から否定するわけではないけれども，決して同調せず，彼が人工呼吸器（TPPV）を採用して生きる自己物語を構成できる可能性を，会話の中で担保し続けようとしているように見えます．

このようにしてみると，今井医師は，忠彦さんが「モチベーション」をもって生きる自己物語の可能性を強調していることがわかります．このような医師によるはたらきかけは，表面的には，自分自身の価値観の押しつけではないかと見られやすいかもしれませんので，じっくりと分析する必要があります．

今井医師によるはたらきかけには，次の三つの特徴が見受けられます．第一に，患者にとってありうる複数の未来をシミュレートして見えやすくさせていた点．言い換えれば，主人公が気管切開・人工呼吸器装着を行わず終末期緩和ケア（ここでは，呼吸困難感の可能な限りの軽減）を重視して過ごす物語と，主人公が気管切開・人工呼吸器装着を行って長く生きる物語とが，いずれもシミュレートされていた点です．この部分に関しては，今井医師は中立的ともいえます.

しかし第二の特徴として,「あなたが決めてください」という中立性を一貫させるのでなく,「モチベーション」を見つけて生きることを支援したいという立場を明確に打ち出している点にも注目すべきです.「人工呼吸器を着けて新しい生をもらって生きていこうという強い生き方，そこをお持ちの方には，積極的に支援してますよ．それは，すごい積極的に支援してます」という言葉は，それを最も端的に表しているといえるでしょう．つまり，シミュレートした物語のうちどちらに自分が肩入れしたいのかをはっきり表明しているのです.

そして第三に,「モチベーション」の中身を埋めるのはあくまでも忠彦さん自身であるという立場をとっている点が特徴的です．これは，たとえ自己物語が他の人とともに作られるものであるにせよ，本人の参与も重要であるというスタンスを示しています．このようなスタンスは自己決定の担保を具体化するやり方ともいえそうです.

しかし，なぜそのようにして「モチベーション」の中身を埋めるのはあくまでも ALS をもつ本人であることにこだわるのでしょうか．その理由のひとつと考えられるのは,「モチベーション」の設定主体が語り手（＝主人公）でないと，自己物語の信憑性それ自体が揺らぎやすくなることです．たとえば人工呼吸器（TPPV）を採用した後で患者が「もう嫌だ，死にたい」と言う場合，そこには「私が，それ（モチベーション）を望んだのではくて，あなた（家族や支援者など）に言われたから人工呼吸器（TPPV）を採用したのだ」と物語が変質している可能性があります．その結果，疑いを差し向けられた物語の構成に関与した人への信頼が揺らぎ，非難や否定的感情をぶつけてしまったり，あるいは療養生活や介護計画などへの患者自らの関与を放棄したりするような事態もおこりえます．前節（3）で今井医師が「周りで支えている人間が苦しいかもしれない」と述べているのは，そのような事態を指していると思われます.

また，これは今井医師が「『苦しいから着ける』っていうのはないですよ」と言って,「苦しいとか痛いっていうのは怖い，嫌い」という動機の語彙（コラム⑦参照）をけん制していることにも関わっていると考えられます．というのも，この動機は，あくまでも気管切開・人工呼吸器装着を行う直前の呼吸困難感が強い時期にこそ意識されるものであり，ひとたび人工呼吸器を着けた後，常に動機の語彙として機能し続けるとは考えにくいからです．これに対して中身を充填された「モチベーション」であれば持続的に動機の語彙として機能することが期待できます．

このようにしてみると，ここでの話題は，あくまでも人工呼吸器（TPPV）の採否をめぐるものではありますが，実は，その背後には頑健な物語，すなわち，さまざまな生活上の危機があったとしても持ちこたえ，周囲の人たちとの関係性を保ちやすくできるような物語をいかに作れるかという課題があることがわかります．言い換えれば，その後の人生において「モチベーション」が物語のモチーフとして長く機能し続けることが標榜されているともいえます．

その際，物語のもうひとつの要素として，キャラクターの変容が求められている点にも注意すべきです．ただ単に「モチベーションがあれば生きられる」と仮定的に語る受動的なキャラクターではなく，「新しい生を得て，新しいチャレンジがそこから始まるっていう意気込み」を持った主人公に生まれ変わる，という部分がそれを最もよく表しているといえるでしょう．このキャラクターは，この後（第4章第2節），今井医師が広子さんと会話するうちに，再び語られ，具体性も帯びていくことになります．これはたいへん論理的な提言ですが，メディア等でみる人工呼吸器（TPPV）を採用した人に対して「自分は，そこまではできないかなあ」と語っていた忠彦さんからすれば，ギャップはまだ相当大きいのではないかと考えられます．

注

1） 医療現場で働くソーシャルワーカーは，医療ソーシャルワーカー（MSW: Medical Social Worker）と呼ばれます．その任務には，医療機関の内と外とを円滑につなぐさまざまなものがあり，たとえば受診前の相談，診察に際しての身体状態のチェック，診察後のフォローなどが含まれます．ただし具体的な役割については，医療現場によって異なる部分もあるようです．

2） 呼吸障害がある人の睡眠時の呼吸に関する問題については，次のように言及する研究があります．「普通の睡眠中には換気の低下は比較的少ないのですが，REM 睡眠（目がきょろきょろ動き，夢を見る睡眠）では大きく換気が低下します．慢性呼吸不全患者では，安静覚醒時においてさえ，横隔膜と補助呼吸筋（横隔膜が主たる呼吸筋で，胸鎖乳突筋や腹筋などの呼吸を助けるその他の筋を補助呼吸筋といいます）を総動員して換気をかろうじて維持しています．ところが，REM 睡眠期に補助呼吸筋の筋緊張が低下し働かなくなると，睡眠の影響をあまり受けない横隔膜のみで息をすることになり著しい低換気におちいり，低酸素血症と高 CO 2 血症を呈することになります」（坪井 2016: 35）

3）当時開発中だった自動痰吸引システムを指します．自力で痰を出す力が弱まった ALS 患者の場合，他人の手で痰（医学用語では「喀痰（かくたん）」）を吸い出してもらう痰吸引が必要になります．この問題は，長らく自宅療養を行うにあたっての障壁になってきました．なぜなら，痰吸引は医療行為として位置づけられるので，医師・看護師以外には認められず，したがってホームヘルパー（訪問介護員）には頼めない事情があったからです．ただし，当時既に，特定の患者のために医師・看護師が指導する研修を行って，ホームヘルパーにその患者に対してのみ痰吸引を認める仕組みはありました（第７章注８参照）．これに対して自動痰吸引システムは，その問題を技術的に軽減しようとするものといえます．専用の気管カニューレ（気管切開口に設置する器具）に吸引機をつないで低圧で持続的に吸引することで，粘度の低い痰であればあまりたまらず，用手吸引の頻度を大幅に減らすことができます．この当時はまだ薬事承認されていませんでした（2010年５月に承認）．

4）日本神経学会による「筋萎縮性側索硬化症診療ガイドライン2013」では，告知の仕方として，特段の支障がない限りは患者本人に病名を伝え，また患者の同意のもとで家族・主介護者にも同席してもらうのが望ましいこと，患者の気持ちに配慮しながら，十分な時間をとって，病気の全体像を，生きる希望をもてるように説明すること，病気の説明は繰り返し行うと約束することを推奨しています（日本神経学会監修 2013: 46-49）．ここでの今井医師は告知の考え方とやり方は，これらをふまえたものであることがうかがえます．

第4章 物語における家族

物語は，登場人物の性格づけを通して人間関係を描写します．そこでは，実際にそのような関係であるという部分と，そのような関係であってほしいという，いわば理想的な関係という部分とが，しばしば混じり合います．

この章では，まず，自分がALSであることを知った忠彦さんが，妻広子さんとの関係をどのように自己物語に織り込もうとしたのかに焦点をあてます．そのうえで，次に今井医師が診察において広子さんにどのようなはたらきかけを行ったのかに着眼し，それぞれが異なった性格づけを行おうとしたことを分析します．

1 忠彦さんから広子さんへの性格づけ

2007年8月に発行された難病ネットワークとやまの会報（第5号）に，忠彦さんは「明日を信じて——気持だけは明るく前向きに」と題した手記を寄せています．そこで，自身の病状の経過報告として，2006年7月8日にALSの集いに初めて参加した日の夜に呼吸困難に陥ったことを述べています．

> 食後2時間ほど過ぎた夜9時ごろ急に，居ても立ってもいられないような息苦しさを覚え，救急車を呼ぼうかとも考えたが思い止まり，息苦しさを覚えたまま一晩を過ごした．翌日も息苦しさは変わらず，食欲も全くなかった．そして，急に弱気になり「この調子では今年はもう持たない」と思い始め，義母，義姉夫妻に家に来てもらいALSであることを告げた．
>
> あまりのことに義母，義姉夫妻も言葉がなく，「何か出来ることがあれば手伝うから…」とそれだけ言うのがやっとのようであった．娘には夜，

会社から帰ってきた時に伝え,「介護はママがしてくれるから,自分の幸せを一番に考えて欲しい.ママが困ったときは助けてやって欲しい」と.遠方にいる息子には電話で出来る話ではないので,お盆に帰ったときに話をすることにした.

それからも,食事が息苦しさの原因と思い込んでしまい,全く食欲がなく食事の時間が来るのが怖かった.

二人で食卓に向かい合い,妻が私の食欲のなさを見て心配し,私はその妻の姿を見て心配をする悪循環に陥り,また,朝起きてきても何をする気力もなく,居間のソファーに座り,TV を点けているだけの本当につらい時期だった.

その後,肝機能の異常によって忠彦さんは入院して検査を受けることになります.これは,この時期忠彦さんが服用していたリルテック(第1章注15参照)の副作用だったようです.リルテックの服用を中止し,9月には正常値に戻り,退院となりました.この頃には「食欲も出てきて気分は落ち着き,気持ちは前向きになってきた」とこの手記には書かれています.

続いて,「人工呼吸器」と見出しのつけられた節が始まり,これら一連の出来事によって,「まだ先のことと思っていた人工呼吸器の装着という問題が大きくのしかかってきた」と述べらます.

妻とはこの問題について一度話し合わないと,と思っていたが,一生懸命介護してくれる妻を見ていて,もし私が人工呼吸器を着けないと言ったときの妻の反応が怖くなかなか言い出すことが出来ずにいた.

そんな時,集いで知り合ったご遺族の方に相談することを思いついた[1].

人工呼吸器を着けないことを知らされた時の気持ちを教えて欲しいとメールでお願いした.その方からは,メールでする内容ではないので,何処か外で話できますか,と連絡があったので外で会うことにした.

この頃は,車の運転を止めていたので一人で出かけることが出来ず,妻に連れて行って欲しいと頼んだ.

妻は,どこへ行くのか? 誰に会うのか? 何の話か? と詰問した.これまでは,どこへ行くにも二人一緒で行動していたので,妻の疑問も当然であった．

妻の追及に耐えられず白状することになった．「呼吸器を装着しないと聞かされたときの気持ちを聞いてみたかった」と．でも妻は「これは人に相談して決めることではないし，それよりも先ず私に話して欲しかった」と泣き出した．「これは，聞かされたときのショックがどれほどのものか想像できないので，相談することにした」と答えた．

妻は泣きながら「パパがもっと生きたいと思えば呼吸器を着ければいいし，そんな不自由な思いで生きるのが辛いのであれば着けなければいい．どちらにしてもパパの決めたことにはママは従う」と言ってくれた．そこで，その方に理由を話し家にきてもらい，色んなことを話し合った．これまでは，二人のときはALSのことを持ち出すのが何か怖くなかなか話を切り出すことが出来なかったが，この事があってからは何でも話し合えるようになった．

2　今井医師から広子さんへの性格づけ

次に，今井医師は妻の広子さんに対してどうはたらきかけたのかを記述します．第３章第２節（3）に続く診察でのやりとりです．

「いいでしょうか．今日ここに来て，参考になりましたか．」

しばらく間があってから，今井医師は言いました．忠彦さんは，何も言わず，うなずきました．

「奥さんは，どうですか．何でも聞いてください．」

広子さんは黙って笑顔でうなずきました．しかし，今井医師が，椅子の肘掛けに肘を突いて手をまっすぐに立て，その手先に頭をもたせかけるようにして支えながら，じっと忠彦さんの方を見ていると，広子さんが口を開きました．

「あの，人工呼吸器を着けないと，どの程度苦しいか……」

最後の方は，泣き出しそうになるのをこらえるようにして，音が途絶えました．

「苦しみは，とってあげますよ.」

「主人は，苦しいから着けるというのは，それは私は反対なんですよ.」

「苦しみは徹底的にとりましょう．それは，かかりつけの先生もやってくださると思うし，われわれの病院に一時的に入院して（麻薬を）導入することもできる．だから，苦しくないようにしましょう.」

「『痛いの嫌』とか，『つらいのが嫌』とか……病気ですから，それは痛いとかだるいとか，そういうのはわかるんです，ちょっとは．でも，それが嫌だから人工呼吸器に走るっていうのは，すごく嫌です.」

「そうですね．そして，一方では，（人工呼吸器（TPPV）を）着けない理由として介護力のこと言われたら，嫌でしょ.」

「そうですね．だけど，私，着けたときに，主人をずっと何年も同じ気持ちで見られるかというのが……」

広子さんは，また声をつまらせました.

「それは心配だねえ．『同じ気持ち』でなくていいんですよ.」

「途中で嫌になるんじゃないか，と.」

「嫌だったら『嫌だ』って言えばいいんですよ．ね．なぜ嫌になるか．それは，本人が魅力のない生き方をしているからですよ.

「自分でも『疲れるのは嫌だ』とか『楽（らく）したい』っていう気持ちが，ありますから.」

「あのね，本人の生き方が魅力的だったら，家族だけにケア（の労力）が集中することはありません．人が集まってくるから．だから，そんなことは心配しなくてもいい.」

広子さんは，小さくうなずき，右目の涙を手でぬぐって，それからまた小さく二度うなずきました．それからすぐに首を横に振って，声をつまらせながら言いました.

「だけど，いつも，疲れたときには同じ気持ちで接してあげられない．どこか行って（帰って）きたときも，自分も休みたいって思うんですよ．旅行に行ったときなんか，帰って疲れてるのに『あれして』『これして』って言われると，『こっちも休みたいのに』って思うんですよ．だけど『してあげたい』って気持ちもあるんです，同じように.」

「われわれだって同じですよ．どこか出張行ってね，疲れてくると，最後は喧嘩しながら帰ってくるんですよ．」

そのとき，横で話を聞いていた医療ソーシャルワーカーが噴き出しました．しかし広子さんは，それにはかまわず話し続けます．

「だから，人工呼吸器を着けたときに，ずうっと同じ気持ちではおれないっていうのが…」

「それはね，旅行行ったときに奥さんが介護してるでしょ．だからダメなのよ．旅行に行くことを楽しもうって思ったらね，介護を抜きに行かなきゃダメなのよ．」

「だけど，今の状態ではまだ誰の手も借りずに私一人でもみられるって…」

今井医師は，そうじゃないのよ，と言いながら首を横にふり，その後二人に向かって言いました．

「あのね，いま大切なことは，いろんな気持ちに揺れ動くでしょう，その気持ちを正直に書いて記録しておくべきだ，と私は思う．あなた（＝忠彦さん）がどちらを選ばれたとしても，どういうふうに揺れ動いて選んだか．そして，もし人工呼吸器を着けることを選んだら，年金だけに生活を頼ってはだめですよ．お金もかせがなくちゃ．コンピューターを使って講演するんです．自分でしゃべれなくても，コンピューターにしゃべらせて，講演するんです．なぜ自分が人工呼吸器を着けて生きていこうと思ったかという『モチベーション』を講演の中に入れていかないと．そして，お金をかせいで，ケアする人を雇う．もちろん，大きな金額は出せないでしょう．でも，ちょっとした有償ボランティアぐらいは自分でも雇えるというぐらいの方がいい．私がこのように言うのは，あなたが『モチベーション』を見つけるために，そのようにするのがいい，ということです．自分のためにやるんです．そしてね，奥さんは，隣にいながら，時にはケアもするけど，疲れすぎないような程度にして，あとは他の人に頼めるようにならなければ．そして，人工呼吸器を着けて新しい生を生きることを，奥さんが誇れるようにならないといけない．それが人工呼吸器を着けて生きていくってことですよ．奥さんに一方的に『あれしろ』『これしろ』って言っているんだったら，それは魅力のない生き方だから止めた方がいい．家族内に負担を強いるだけです．」

忠彦さんは，黙ったまま，二度三度とうなずきました．今井医師は，それを見て，少し苦笑を交えながら言いました．

「実はね，いまのような言い方をすると，そこの部分だけを切り取って，『そんなひどいことを言うなんて』とか『「死ね」って言われた』という方も一部にはいるんです．たとえば『あなたの生き方には魅力がない』と言われたと．これを，その言葉の表面だけ切り取ってみせれば『だから人工呼吸器を着けるのなんかやめなさい』と言われたように見えてしまいますよね．」

「そうですね．そこだけ編集すれば，そう聞こえるでしょうね．」

「でも，そうじゃないんです．『じゃあ，どうやって生きていこうか』っていうプロセスを一緒に歩んでいるんです．」

しばらく間があって，今井医師は，いいでしょうか，と言いました．忠彦さんは答えました．

「この病気についてですね，いままで，こういうふうなお話をうかがったことはなかったから，今日は非常によかったです．（人工呼吸器（TPPV）を）着けるか着けないかは，また別ですけど，こういう話はなかなかふれることがないので，非常によかったと思います．」

3　中間考察
――家族の性格づけ，キャラクター変容の提言――

2006年夏は，忠彦さんが病名を知って最も落ち込んでいた時期にあたります（第2章参照）．本章第1節で引用した手記は，それから約1年後であり，そのためか落ち着いた筆致で物語られているように見えます．

ここで注目したいのは，最後の部分で引用した広子さんとの出来事をこのように語る（=書く）ことが何を意味しているのか，という点です．特に「どちらにしてもパパの決めたことにはママは従う」という部分に注目すると，夫婦間で自己決定を重要視する合意がかわされたことを記録に（記憶に）刻みつけることを意味していると読めます．

もうひとつ注目したいのは，「何でも話し合えるようになった」という部分です．これは，忠彦さんからみた夫婦の関係性，および広子さんのキャラクターを特徴づけているといえます．つまり，何でも話し合える夫婦の関係性，そして何でも話し合える登場人物としての広子さんを性格づけています．

一般に関係が良好に見える夫婦にとっては，こうした信頼関係は容易に築けるだろうとイメージされがちです．しかし，どんな夫婦にも関係調整の課題は発生します．殊に，病いにおける医療措置の選択がかかわる局面では，この課題はきわめて繊細なものになるはずです．また，忠彦さんの場合は配偶者との関係が焦点になりましたが，他の家族構成をとる人の場合でも類似した問題が発生する可能性はあります．その際，関係再構築のためのよりどころとして，自己決定の尊重がもち出されることは，他のケースにおいても十分に考えられるでしょう．

さて，それに対して今井医師は，本章第2節において，異なる立場・視点から広子さんにアプローチしていました．それは，自分に介護の負担を集中させないようにしようとするようなキャラクターへの変容を提言していると見えます．今井医師は，旅行で広子さんが介護の役割を引き受けることを前提としている点を指摘し（「旅行行ったときに奥さんが介護してるでしょ．だからダメなのよ」），「時にはケアもするけど，疲れすぎないような程度にして，あとは他の人に頼めるようにならなければ」ならないと述べています．これは，献身的に介護する自己犠牲的なキャラクターから離れ，むしろ，自分が楽をすることを肯定し選択していく自己本位的なキャラクターになることを示しています．

また，このような提言は，広子さんだけではなく，忠彦さんに対しても向けられています．もし彼が「奥さんに一方的に『あれしろ』『これしろ』って言っている」のだとしたら「それは魅力のない生き方だから止めた方がいい」と言われています．それは「家族内に負担を強いるだけです」と．これは，妻に介護してほしいことを指示するだけの依存的かつ支配的なキャラクターであるべきではない，ということを意味しています．それではどのようになればよいのかという点について，今井医師は，きわめて具体的に，講演でお金を稼ぎ，有償の介護者を雇って妻の負担を減らすことを提言しています．これは新しいキャラクターを直接的に示すというよりも，むしろ，彼が「モチベーション」を見つけて，人工呼吸器（TPPV）を採用して生きる物語を作れた暁には，そしてその物語に沿って生きていくことによって，妻に対する態度も変わっているはずだということを示すやり方になっており，どちらかといえば物語の筋を通して自ずとキャラクターを変容させるアプローチといえるかもしれません.

このようにしてみると，忠彦さんがどのような自己物語を紡ぐのかは，単に彼自身が「モチベーション」を見つけられるかどうかという問題だけでなく，広子さんにもかかわる問題としてとらえられることがわかります．ただし，この時点における広子さんの反応は，必ずしも色よいものとはいえません．彼女の「今の状態ではまだ，誰の手も借りずに私一人でもみられる」という考えが変わるような発言は，少なくともこの場面ではありません．したがって，キャラクター変容の提言に広子さんがどう反応しようとしているのかは，この後の経過をみる必要があるといえます.

注

1） この「ご遺族の方」とは，後に日本 ALS 協会富山県支部事務局長となる織田昌代さんです．織田さんは，2002年に当時48歳の夫を ALS で亡くしています．人工呼吸器（TPPV）は採用しないまま診断から３年足らずで亡くなりました．彼女は夫について，自分で本を調べて，自分は ALS ではないかと自ら医師に問うたこと，また，診察の前にはあらかじめ質問事項を文書にするなど，気丈で几帳面な人柄を偲ばせるエピソードを語っています．また，彼女の夫は，亡くなる約１か月前に，周囲の人々への感謝を意思伝達装置「伝の心」で「不思議だ．ALS が強力な磁石になって，私の周りに本物が集まりだした．皆ハートの暖かい人たちだ」と綴ったといいます.

昌代さんは夫の病名がわかった当時の気持ちを「深い深い穴の中に落ちていくような気持ち」だったと，テレビの取材に応えて語っています（富山チューリップテレビ「イブニングニュースとやま」2007年12月13日放送）．日本 ALS 協会にも所属したまま，「ALS の集い」（第５章第１節参照）にも参加していましたが，自分が参加する意義について懐疑的であり，子ども３人を抱えての生活に精神的なゆとりももてず，あまり積極的ではなかったといいます．ひとつの転機となったのは，2006年１月15日，富山市居宅介護支援事業者連絡協議会が主催する ALS シンポジウムでした．昌代さんは，特に家族と元主治医から背中を押され，シンポジストのひとりとして登壇しています．その後，「自分の経験を話しているうちに，こんな自分でも受け入れてもらえる，患者さんが笑顔で接してくれたりする」（2010年６月13日の交流会にて）と感じるようになり，日本 ALS 協会富山県支部設立準備に尽力するようになっていきました.

清水忠彦さんは，織田昌代さんが夫について語ったこと，あるいは彼その人について，その後の講演等で言及することはありませんでした．しかし，この後に出会う村上達是さん（第5章第2節参照）以外にも，別のモデルとして意識していた可能性もあります．

第5章 前向きな変化を語る

2006年夏から始まったセルフヘルプ・グループへの参加（第2章），同年12月の今井医師への受診（第3章）は，清水さん夫妻にとっては病いを生きるプロセスに大きな影響を及ぼす出来事だったと思われます．この章では，その後の清水さんの活動と変化を，残された手がかりから読み取ってみます．

1　忠彦さんとピアとの交流
――日本 ALS 協会富山県支部設立――

まず，忠彦さんが行った仲間との交流に焦点をあてましょう．2006年7月，忠彦さん夫妻は，富山市で開かれた「ALSの集い」に参加しています．その際，中川美佐子さん[1)]の強い勧めがあったといいます．後日中川さんが私に語ったところによれば，絶望の淵に沈んでいた清水さん夫妻を心配し，「とにかく何かしなければ」という思いから参加を勧めたとのことでした．

この「ALSの集い」が始まったのは2003年8月．後に日本 ALS 協会富山県支部設立準備会が活動をした際に作成された経過報告資料によれば，この集いを始めたのは，担当した ALS 患者について悩んだことのあるケアマネージャーでした．開催頻度はおおよそ月に1回で，互いの悩みを相談したり，患者向けメニューによる食事会を行ったり，文字盤を制作したりしていましたが，集いの存在自体はそれほど広くは認知されておらず，参加者も少ないときは2，3人という状態でした．しかし，2006年9月に開催された第2回難病支援研修会（第2章第2節参照），特に研修会終了後に行われた座談会を直接的なきっかけとして，「ALSの集い」を日本 ALS 協会富山県支部にしていこうという機運が高まりました．世話人5名が設立準備会として打ち合わせを重ね，保健所や神経内科医，行政（富山県），ソーシャルワーカーなどからも賛同を集め，2007年

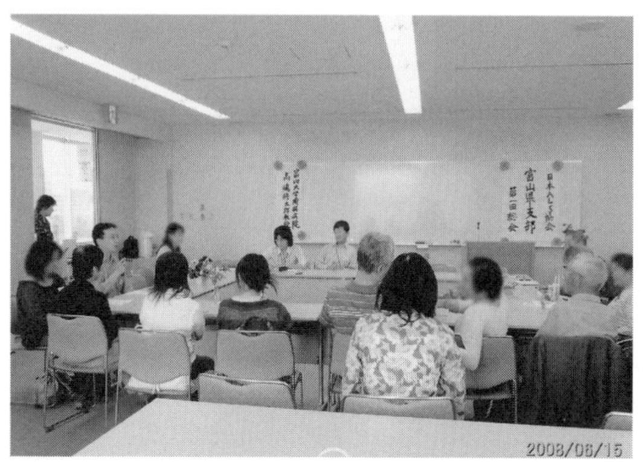

日本 ALS 協会富山県支部第１回総会・交流会
（2008年６月15日）

10月に富山県支部設立を果たしました．

「ALS の集い」に初めて参加した忠彦さんが，自分が ALS であると初めて人前で話し号泣したことは，既に第２章第３節で述べました．このとき私は参加していませんでしたが，その場にいた野村明子さん[2)]によれば「何を語っても涙，涙」の状態だったといいます．他の参加者もほぼ同様の証言をしています．彼の自己物語は未だ混沌としていたことが想像されます．

しかし，これも第２章第３節で述べたように，後に忠彦さんは，その出来事を自分が変わるきっかけとして語りました．たとえば，後に忠彦さんが行った講演（巻末資料：講演（５））では，次のように述べられています．

> でも，泣き終わった後は気持ちが楽になり癒された気分になり，次回からの参加が楽しみになりました．この時会った人たちが，私たち二人に大きな力を与えてくれたのと，この時の想いが支部への想いの原点になっています．（講演（５）の原稿より）

この部分は，講演（５）に限らず，日本 ALS 協会富山県支部設立について述べるくだりでは必ず原稿に取り入れられていたことから，忠彦さんの自己物語においてきわめて重要といえます．つまり，物語が混沌としても語れる場，たとえきちんとしたことを語らなくてもそこに居てよい場こそが，本人にとっ

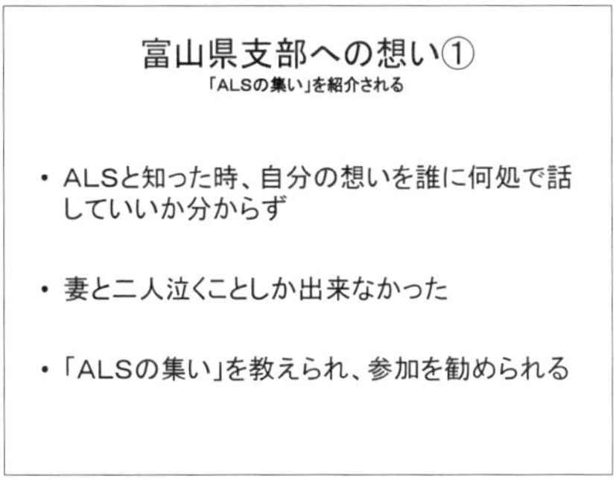

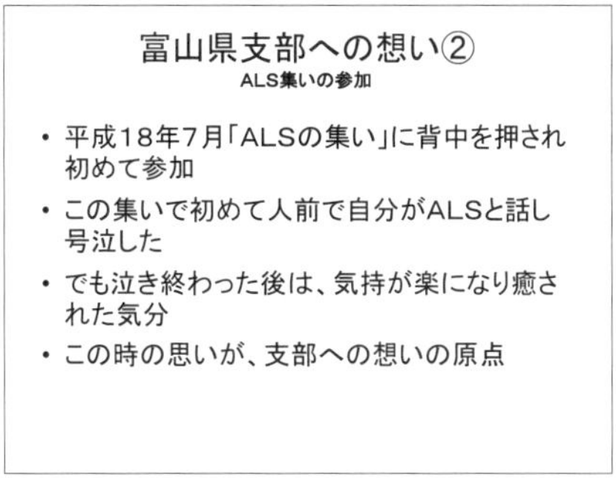

図５－１　講演（５）スライド抜粋

ては癒しとなり，自己物語を創ろうとするエネルギーに結びつくことがあると，忠彦さんは感じていたのではないでしょうか．

そのことをうかがわせる出来事として，次のようなことがありました．2008年２月に開催された日本 ALS 協会富山県支部定例会において，ひとりの ALS 患者とその息子さんが参加しました．彼女自身は，最初に自己紹介を依頼されたとき「よろしくお願いします」とだけしか言わず，後は息子さんが経緯を説明しました．彼女の年齢は60代後半で，以前は健康的で病気ひとつしなかった．しかし（その交流会の）約半年前に ALS という診断が出た．その後の進行は速く，３～４か月で車椅子が必要になった．家族も含めて，受け止めきれていない状態で，本人も泣いてばかりいる状態だ，と．このように息子さんが語る間，彼女は，泣きこそしませんでしたが，ずっとうつむき加減で，少し涙をすするような様子も見せていました．すると忠彦さんは，彼女にこのように声をかけました．「泣きたいだけ泣けばいいですよ．私も泣いてばかりでした」．

この出来事は，忠彦さんが，物語の混沌に他の参加者がどう対応すればよいのかを理解していたことを示しています．性急に変化を促したり，情報を提供して役立てようとしたりするのではなく，まずはただ泣くだけでもかまわないと伝えること．それが，一見無力に見えて，実は最も適切で重要なことだ，と．こうした対応は彼自身の体験に基づいていると見るのが自然です．

2　村上達是さんとの交流（2007年4月25日）

このようにして，日本ALS協会富山県支部が，清水さんにとっての重要な場となっていったわけですが，他にも忠彦さんにはALS患者との交流がありました．今井医師のもとを受診した際，ちょうど入院中だった村上達是（むらかみたつし）さんを紹介され，彼の病室を二度にわたって訪問したのです（2006年12月，2007年4月）．このうち，2回目の訪問には私も同席しています．そこでの模様は伊藤編（2013）で既に紹介していますが，ここでもその部分だけ再掲します．

私たちが訪れると，村上さんはベッドの上に座って，大きな真ん丸の目をほころばせながら，私たちを歓迎してくれました．テーブルの上にはクリップボード．彼は手が動くので，クリップボードの紙に字を書いて言いたいことを伝えていました．相当なスピードで，A4版の紙に7,8行埋め尽くすと，素早く裏返して続きを書いていきます．裏を埋め尽くすと，紙をテーブルの下にポイと捨て，次の紙へ．清水さんが「お元気そうですね」と言うと，村上さんは，

少し興奮していますから

と書きました．

村上さんは，この時既に気管切開と胃ろう造設を行っていました．彼は気管カニューレと胃ろうを，こんなふうになっているんですよというふうに，清水夫妻に見せました．

「胃ろうはどれぐらいで交換するんですか．」
4ヶ月に一度
「村上さんには悪いんだけど，昨日は牛タンを食べてきました．私もいつ胃ろうになるのかなあ．」
今のうちに美味しいものを食べてください
（村上さん，にっとほほ笑んで，清水さんを指差し）

元気で全然変わってないですよ　ますます元気
「いや，村上さんにはかないませんよ.」
気力ですよね

村上さんは「気力」の字を○で囲んだ後,「元気，元気」というようなガッツポーズを二, 三度見せ，またにっと笑いました．清水夫妻も私もつられるようにして思わず笑いました.

その後，村上さんは，ふと私の方を見て指差しながら，失礼ですが，若い先生が頼もしい，どんどん研究をやって下さい，と紙に書きました．私は恐縮して礼を言いながら，村上さんが紙に書いたことを持ち帰って後々の研究に支障のない範囲で使わせていただけないかと申し出ました．すると村上さんは，どうぞどうぞと言いながら，先ほどテーブルの下にポイと捨てた紙を拾い集めようとしました．私が手伝ってそれらを拾い集めると，彼はその１枚１枚にページ番号を書き込んで，最後にそれらの紙を私にどさりと手渡しました.

テーブルの上には，私たちが会話をしている最中に看護師が置いていったトレーがありました．トレーの上には，水の入った注射器と，お猪口を一回り大きくしたぐらいのプラスチックの容器，そして粉薬の袋がのせてありました．村上さんは，私もいろいろ病気をもってましてね，この薬はALSのではないんです，と説明した後，容器の中に粉薬を入れ，注射器から水を出し，容器からこぼれてしまわないかと心配になるほどの勢いでかき混ぜた後，再び注射器で吸い上げ，胃ろうの中に注入しました．その間，清水さん夫妻の方を「ほらね」というように，ちらちらと見ています．清水さん夫妻の方は，興味津々の様子で,「へえ，胃ろうって，こんなに小さいんだ」などと小声でひそひそと話していました.

しばらくして，別れの時が来ました．皆の記念写真をとろうとすると，通りかかった看護師が，シャッターを押しましょうとにこやかに申し出てくれました．村上さんは，ベッドからうきうきと降りて，身づくろいをしはじめました．そうやってると，病気じゃないみたいですね，と清水さんに声をかけられると，村上さんは，顔いっぱいの笑顔で，また「元気，元気」のガッツポーズをしました．そして，阿波踊りのように両手を顔のあたりまで上げ，少しひょ

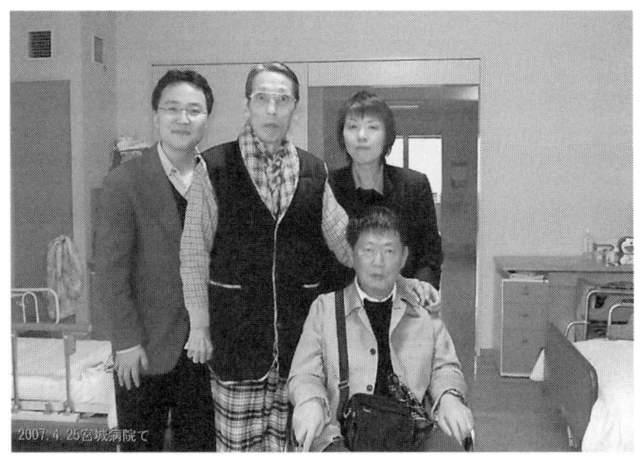

病室にて（左から筆者，村上さん，清水夫妻）

こひょこと歩いてみせました．

村上さんは，記念写真の出来映えにこだわり，何度も「もう１枚」と求めました．次にまた来たときにお会いしましょう，と清水さんが言うと，村上さんは「その頃には私もここに（入って緩和ケアを受けながら死を迎えているかも）」と書きました．いやいや，そんなことはないでしょう，などといいながら私たちがいよいよ辞する時，村上さんは，大きな目に涙をいっぱいに浮かべながら，私たちひとりひとりの手をぎゅっと握りしめました．

この場面での村上さんのふるまいは，一言でいえばキャラクターを演じて見せる点に特徴があったと考えられますが，それについては本章第８節で論じます．

3　体験発表がもつ意味
――今井医師との２回目の診察でのやりとり――

2007年４月25日，清水さん夫妻は今井医師のもとを約４か月半ぶりに訪れ，２回目の受診を行っています．そこで忠彦さんは「ALS の集い」での仲間とのやりとりを次のように報告しました．

「いま，月に１回『ALS の集い』というのに参加してるんですけど，その参加者の中に，奥さんが（気管切開をしたうえで）人工呼吸器を着けておられる方がいらっしゃるんです．その方に，以前，『清水さん，鼻マスクと胃ろうは早く着けた方がいいよ．うちはちょっとタイミングが遅かったので，鼻マスクはうまく使いこなせなかった』と言われたことがあるんですけど，そのときは『いや～』なんて答えてましたけど．でも最近は，前にこちらにうかがったときに，使えるものは使って身体の機能を少しでも長くもたせるっていうことがよくわかりましたので，まあやっぱり，胃ろうも鼻マスクも，必要があればした方がいいのかなあっていう気はありますので，全然拒否しているわけではないです．」

「そうですか．拒否しているわけではなくなったのかな．少しずつ意識が変わってきた？」

「いえいえ，鼻マスクと胃ろうについては，もともと拒否してませんけど．」

「前から『やろう』と思ってた．じゃあ，いつやるかは別にして，鼻マスクと胃ろうについては，やろうと今思ってる？」

「はい，時期がくれば．」

「気管切開の方の人工呼吸器については，今のところ迷っている？」

「迷っています．」

「比重はどっちの方が大きい？」

「どっちかといえば，着けない方が比重は大きいです．でも，着けないとか言ってて『やっぱり苦しいから着けよう』となったらいかん，とこないだ先生に怒られましたけど．」

「いや，別に怒ってないよ．」

今井医師が苦笑いをすると，忠彦さんも広子さんも，その場にいた者全員が声を出して笑いました．それが終わらぬうちに，忠彦さんはにこやかに続けます．

「まあまあ，それは別としまして，私の場合は，性格的にですね，（人工呼吸器（TPPV）を）着けたら後悔するんじゃないかと思うんです．介護力とか，そういうことでね，後悔した気持ちのまま生きられるかなあ，と．そこが，」

ここで，今井医師は，その場の和やかな雰囲気を壊すほどではないまでも，少しはっきりとした口調で諭します．

「あのね，私がこないだ（前回の受診時に）お話ししたのは，介護力のことで着けないっていうのはやめなさいってことなんですよ．」

「ええ，それは分かるんです．だけども，自分が考えるのは，生きる力，モチベーションを果たして自分が持てるのかっていうことなんです．」

「それですよ．そこだけを考えなさい，ということですよ．」

「いや，でも，私は，性格的に．この病気は，悲しいことに，頭だけははっきりしてますでしょ．そうすると家族に，家族といっても女房なんですけど，すまないという気持ちがね，出てくるんじゃないかなあ．」

「あのね，モチベーションをしっかり持っている人が人工呼吸器を着けて生きたとすると，介護をする人もいろいろな人が参加しやすくなって，手伝ってくれるようになるんで，介護をする方も，そんなに苦にならなくなります．」

忠彦さんは，首を左に傾げて，まあ，はい，いや，などと口ごもりました．すると，横で座ってやりとりを聞いていた広子さんが口を開きました．

「普段の生活がテレビに頼った生活なんですよ．それで，『あー，退屈だ』『面白いテレビがない』って，ずっと言ってるんです．人工呼吸器を着けて，そういうふうに過ごすのをずっと見てることを考えると，1ヶ月や2ヶ月なら気にならないかもしれないけど，3年，4年とたつとね……」

すると今井医師は，わが意を得たりといった様子でこう言いました．

「だから，そういうのはお勧めしないから，『モチベーション』だって言ったんですよ．」

すると，今度は忠彦さんが，介護力のことなんですけど，と口を開き，先だって居宅介護支援事業者連絡協議会が主催するシンポジウムがあり，そこで自分も10分ほど体験談を話した出来事について語りました．

「『今日は泣くまい』って思ったんだけど，やっぱり泣きましたけど．で，それがよかったのかどうかわかりませんが（横で広子さんが噴き出す），フロアで聞いてた人の中にいた事業所の人が，うちを利用してみてはいかがでしょうかと声をかけてくれて，それがきっかけで，週に1日デイ・サービスに通ってみることになったんです．そうやって，自分が発表したのを見て，声をかけてくださった例もあるから，先生の言われる『後から人が付いてくる』っていうのも，わかってはいるんですけど．」

「わかりました．」

「でも，最終的には，主治医の先生と在宅療養になったときの訪問診療をお願いしてある先生には，『いまのところ（人工呼吸器（TPPV）については）着けない予定』と言ってあります.」

この会話をみると，１回目の受診時に見えた忠彦さんの気持ちの揺らぎは，ここでも基本的にはそのまま続いていることがうかがえます．ただし，注目すべきなのは，最後のあたりで，忠彦さんがシンポジウムで体験談を発表した経験について語っている部分です．はじめに忠彦さんは，「介護力」のことなんですけど，と切り出して，シンポジウムで体験発表を行ったエピソードを語っています．体験発表を聴いていた人の中に介護事業者のスタッフがいて，サービス利用につながったことが語られ，「先生の言われる『後から人が付いてくる』っていうのも，わかってはいるんですけど」と言われています．今井医師の考えを理解していることを主張すると同時に，「わかってはいるんですけど」とあるように，あくまでも自分の考えが大きく動かされたわけではないと釘を刺してもいるように読めます.

この部分には，注目すべき点があります．ここで「モチベーション」という言葉こそ直接用いてはいないものの，忠彦さんにおいて，体験発表を行うことと「モチベーション」の模索とが，この場で相互に関連づけられたという点です．つまり，体験発表が「後から人が付いてくる」ことにもつながりうる出来事としてここで語られることによって，体験発表を行うこと自体もひとつの「モチベーション」たりうるのではないか，というとらえ方も可能になります.

4　介護を家族に頼らないこと，広子さんの変化

前節の語りにはもうひとつ重要なポイントがあります．それは，このエピソードが「介護を妻にばかり頼ろうとはしない私」に忠彦さんがなっていこうとするきっかけとして読める点です．忠彦さんは，人工呼吸器（TPPV）を採用すると，家族（＝広子さん）にすまないという気持ちが出てくるんじゃないかということを気にしています．それに対して，今井医師は，キャラクターが変容すれば，おのずと環境が変わり問題が解決する，と提言しています.

ここで注目したいのは，広子さんが（引用部分の）途中で会話に加わってくる

ところです．彼女は，忠彦さんがひねもすテレビを見て，その内容のつまらなさや退屈さに不平を言うだけの生活を送っていることを不満に思っているようです．そんな忠彦さんを３年，４年と介護するのは，自分には難しいかもしれないというニュアンスで語っています．このように自分自身の限界をはっきりと口にしているのは，１回目の診察（第４章第２節参照）では見られなかった点です．これはつまり，「少なくとも今のままのあなたでは，私にとって末永く助演者を務めるのはストレスになるだろう」という表明と解釈できるので，忠彦さんにどのように変わってほしいのか，今井医師の提言と内容は異なりますが，キャラクター変容の要請という点では，足並みをそろえているように読めます．

忠彦さん自身も，妻に頼らないで療養生活を実現したいという気持ちは強かったようです．２回目の今井医師との診察で語られたデイ・サービス利用も含め，医療保険・介護保険を用いた在宅・通所サービスの利用が進められました．2008年４月の資料（第６章第２節参照）によれば，忠彦さんは当時身体障害第１種１級，要介護４の認定を受けており，医療保険サービスも含めると，訪問看護（週１回）のほかに，デイ・サービス（週１回），訪問入浴介助（週５回），在宅マッサージ（週１回），作業療法（通院，週１回）を利用しています．それ以前の資料から推測すると，このメニューは，おそらく2007年春ごろにおおよそ整えられたのではないかと考えられます．この中で，広子さんが唯一昼食を作らずに済むのは，週１回のデイ・サービスの日だけなのですが，それでも一定の負担軽減を実現したといえます．これらのサービス導入に際しては，忠彦さんの側にもそれなりの思い切った決断があったと思われます．というのも，訪問入浴を初めて利用する際，妻以外の女性に自分の裸を洗ってもらうのは非常に恥ずかしく抵抗があった，と忠彦さんは日本 ALS 協会富山県支部定例会で何度か語っていたからです――ただし，その時「今はどうですか？」と質問されると，彼はさらりと「今はだいぶ慣れましたねえ」などと言いました．

2007年の秋ごろから翌2008年にかけて，清水さん夫妻が何かのイベントに参加するとき，夫婦のいずれか，もしくは両方が，二人の間の空間的距離をあえて長めにとろうとしているように見える場面が目立ってきていました．たとえば日本 ALS 協会富山県支部の定例会や，富山県で開催された専門職向けの研修会などにおいて，広子さんが，それまでであれば忠彦さんのすぐ横に付いて座っていたところを，離れて座り，忠彦さんの方もあえて広子さんを呼び寄せない場面が目につくようになってきたのです．実際このような印象をもったのは私だけではありませんでした．これらのイベントに居合わせた野村明子さんも，忠彦さんのマイクが入らなかったり，車椅子の角度を変えなければいけなかったりしたときに，広子さんが簡単に手を出さなくなったので，おやと思った，と言いました．

また，次のような出来事もありました．2008年７月，清水さんは，富山県難病相談支援センターが主催するピア・カウンセリングの研修会に参加しました．はじめ広子さんは忠彦さんの隣にいましたが，ほどなく別の用事があって席を離れました．しばらくして，忠彦さんは隣に座っていた織田昌代さんと何やら話していましたが，向かいにいた私に，もしトイレに行きたくなったら介助を頼めるかと聞いてきました．私は「もちろんです」と答えました．忠彦さんは「すみません，（もしそうなったら）お願します」と言いました．その後，忠彦さんの反対側の隣にひとりの保健師が座りました．忠彦さんとは，その日初対面か，あるいは面識があったとしてもさほど親しくはない様子でした．しばらくして休憩時間になると，忠彦さんは，その保健師にトイレに連れて行ってもらえるかと打診し，実際に連れて行ってもらいました．これを見ていた織田さんは，二人が行った後，私に「清水さんは変わられた」とつぶやくように言いました．この頃，忠彦さんは，他の人の手をまったく借りずに排便を完遂するのは既に難しく，少なくとも着衣の上げ下げを手伝ってもらう必要はあったので，自分から思い切って助けを求めること自体に，彼の決意が感じられたのです．

さて，こうした忠彦さんの変化にともなって広子さんの表情にも変化が見られるようになりました．前節で述べた今井医師への２回目の受診（2007年４月25日）では，引用した部分のしばらく後，次のようなやりとりがありました．診療は終わりに近づきつつある頃でした．

「私は，今日お二人が来られて，（前回と比べて）何が一番違うと感じたかというと，奥さんの表情の明るさですよ．奥さん，だいぶ吹っ切れたね．」

広子さんは，フフフと笑ってから，そうです，と答えました．

「奥さんは，そんなに表情が変わったのは，何が一番変わったんですか.」

「前は，『私がみなきゃ』って思ってたんですよ．今は『助けてもらえるなら誰にでも助けてもらおう』って感じです．集いなんかでも，いろんな人と，いろんな立場の人と話しますでしょ．そしたらなんか，そんなに自分で抱えないでって思うようになりました.」

「前回拝見したときからすると，ずいぶん安心しましたよ.」

「だいぶ病気を受け入れるようになってきたみたいです.」

ここで広子さんは，「私がみなきゃ」と思っていたのを過去のこととして，「助けてもらえるなら誰にでも助けてもらおう」あるいは「そんなに自分で抱えないで」と思うようになった自分の変化を語っています．ここでの主人公（広子さん）の性格づけを考えると，前者は献身的に介護する自己犠牲的なキャラクター，後者は自分が楽をすることを肯定し選択していく自己本位的なキャラクターに，よく対応していることがわかります．つまり，広子さんは，１回目の診察の後，さまざまな人との交流で変化した自己物語を語ることで，今井医師の提言を理解し実践したことを示していると考えられます.

さて，それからしばらく経った2008年１月，日本 ALS 協会富山県支部の定例会に，当時新しく入会したひとりの参加者がいました．その人は，最近は妻のことを気にして週に１回デイ・サービスに通うようになったが，それ以外では妻の介護のみに頼りたい，他人を入れたくないという気持ちであると語りました．すると，忠彦さんは次のように語りました．自分も最初は外の人に介護してもらうのに抵抗があった．しかし，今井先生のところで受診して，本当にダメになってから外の人の介護にたよるのではなく，まだ動けるうちから始めたほうが良いと教えられ，入浴などもヘルパーにしてもらうことになった．最初はカルチャーショックのようだったが，妻の様子を見ていると，明らかにそうした方が楽なようだった，と．また，広子さんも，やっぱり家族の負担が違ってきますよ，と語りました．ここでは，まさに二人が変容を推し進めたキャラクターをもって語っていることが，はっきりとうかがえます.

5　胃ろう造設

忠彦さんは，村上さんと会った後（本章第２節），2009年５月に胃ろうを造設しました．ただし，2007年４月に村上さんと会ってから，胃ろう造設まで約２年間が経過しており，忠彦さんの中では，かなりの逡巡があったと思われます．造設の時期について話題にならないまま，時間だけが過ぎていきました．当時，日本ALS協会富山県支部設立準備会，および設立（2007年10月）後の定例会が富山市において毎月１回開かれており，忠彦さんも支部長として参加していました．そこでは，今井医師を受診した別の会員（40代男性の患者）が忠彦さんより先に胃ろうを造設し，会話の中で，胃ろう造設術を受けた体験談や，ふだんの使い方（いきなり経口摂取をやめるのではなく，まずは口に苦い漢方薬などを注入し始めたこと）について語られていました．忠彦さんは，そうした語りを聞き，時には会話に加わることもありましたが，自分自身がどうするつもりなのかについては，必ずしも語りはしませんでした．自分のことを「グダグダグダグダしている」と言った時もありました．実際のところ，当時の忠彦さんは，まだ水も飲める状態であり，喫緊の問題として考えにくかったかもしれません．また，当時忠彦さんが通っていたデイ・サービスが，胃ろう造設後の継続利用に難色を示していたと，2008年９月に開かれた「清水さんの会[3)]」では語らており，この点も彼の逡巡につながっていた可能性があります．

いずれにせよ，このような膠着状態がしばらく続いていましたが，2009年４月に開かれた清水さんの会で，遂に忠彦さんは，胃ろう造設を翌５月に行う予定だと表明しました．そのときの話によれば，直近の受診で主治医から飲み込みについて尋ねられ，最近ちょっと時間がかかっていると言ったところ，じゃあそろそろ考えてみましょうか，４月か５月ごろではどうですか，と話が進んだとのことでした．そして忠彦さんは，次のように語りました．この頃１週間で0.1kgぐらい体重が落ちているし，肺活量（％FVC，努力性肺活量）も60％ぐらいまで落ちてきてる．主治医からも「体力のあるうちに」という話があったし，自分もどうせ着けなければならないとは思っていた，と．また，忠彦さんは，病院側に，入院の間は広子さんを付き添いとして使うつもりはないと伝え，レスパイト入院[4)]の目的も兼ねたいと考えていました．

このような経緯で，忠彦さんは2009年５月に胃ろう造設術を受けました．翌６月に開催された日本 ALS 協会富山県支部総会では，近況報告として次のように語っています．

……自分の皮下脂肪が先生が予想したのより厚かったのか，術後出血があって，入院が長引きました．簡単な手術だと周りから聞いていたんですが，少し「だまされたかな」という感じ（会場笑）．定期的に使った方がよいとのことなので，昼食だけ胃ろうを使っています．薬も胃ろうを使って入れています（フィールドノーツ　2009年６月14日）．

翌７月には自身の胃ろうを撮影し，その後の看護学校等での講演では，スライドにも使用しました．また，日本 ALS 協会富山県支部の定例会や会報などでも，胃ろうについてオープンに語りました．

6　コミュニケーション・エイドを使うようになる

胃ろう造設に少し先立って，忠彦さんはコミュニケーション・エイド（意思伝達装置）を使用する準備にもとりかかっていました．

これに関して語られるようになったのは，2008年４月に今井医師のもとを訪れた３回目の受診でのことです（第６章第２節参照）．近況をまとめて持参した文書の中で忠彦さんは，「最近は呼吸器とは別に言葉を失うことへの恐怖ができました」と書いており，この時期以降の講演でもそう述べるようになりました．また，同年６月に行われた日本 ALS 協会富山県支部総会・交流会では，首の筋力が衰えてまっすぐに座るのが苦しくなってきたこと，また腕もまったくあがらなくなり，パソコンのキーボードを打つ前後横の移動が難しくなったことを語っています．翌７月の交流会では，E メールを送る際，まず文面を携帯電話で打ち込んでからパソコンに送信していること，ヨダレが多く出るようになったので，市販の尿とりパッドを首の前に常にあてていることを語っています．

その一方で，忠彦さんは，この頃既に訪問リハビリテーションを開始してお

コラム⑧

コミュニケーション・エイド

第1章第1節で述べた通り，ALS患者等がコミュニケーションのために用いる用具は「コミュニケーション・エイド」もしくは「意思伝達装置」と呼ばれます．これにはさまざまなものがありますが，ここで忠彦さんが導入した「伝の心」（日立ケーイーシステムズ株式会社）は，パソコンとプリ・インストールされたソフトとのセットで販売されており，障害福祉サービスの対象（補装具）として公費補助も認められています．

コミュニケーション・エイドには，それぞれ長所と短所があり，患者の状態と状況に合わせて選んでいく必要があります．たとえば，文字盤（第1章注4参照）や口文字は（第1章注5参照），コミュニケーションのスピードは比較的速いのですが，特定の患者と介護者（介助者）との間で習熟する必要があります．これに比べると電子機器は，入力に時間がかかりますが，相手を選びません．特に「伝の心」などパソコンの場合は，インターネットに接続して患者の世界を大きく広げる利点もあります．それに対して，清水さんの最後の入院時にも活躍した「レッツチャット」（第6章注9参照）は，シンプルな入力・読み上げ等に特化した装置であり，インターネットにはつながりませんが，持ち運ぶのに軽く，電源を入れればすぐに入力可能になる利点があります．

このように，それぞれのコミュニケーション・エイドには長所と短所があり，患者自身が症状の進行もふまえて，どのコミュニケーションが自分に適しているのか複数の方法を検討してみること，そして慣れていくことが重要になります．あまり病状が進行しておらず，なおかつ手が動く場合は，最も便利な方法は筆談になりますが，それに頼ったまま過ごした場合，いざその方法がうまくいかなくなって他の方法に切り替えようとしても，練習の機会を逸し，選択肢の幅を実質的に自ら狭めてしまう危険もあります．第1章第2節で述べたように，コミュニケーション・エイドの導入は，喪失に際してどのような自己イメージを創るかという問題と（胃ろうや人工呼吸器といった医療装置と同様に）非常に密接にかかわっているといえます．

り，食事前の体操や，息を吐く練習などに取り組んでもいました．また「伝の心」（コラム⑧参照）を障害者福祉の補助も受けながら購入し，その後（2009年10月ごろまで）Eメールには「伝の心」を使い，膝の上においたスイッチから入力・送信するようになっていました．

この「伝の心」の導入は，参加したイベント（講習会）で得た情報や，医療ソーシャルワーカーによる申請書類作成への協力などがあったにせよ，やはり忠彦さん自身の決断が大きかったと思われます．というのも，2009年1月の日本ALS協会富山県支部定例会で，次のようなやりとりがあったからです．忠彦さんは，自分の近況として，最近長いことしゃべることができなくなってきたと語りました．先日行った30分間の講演でさえ，かすれた声しか出なかった．また，カラオケの機械を持ってきていただいた方があって，歌ってトレーニングになるかと思ったのだが，やはりダメだったと．その後，その場にいた参加者のひとりが，パソコンを使って補えば長く話せなくても講義などはできるのではないか，と忠彦さんに尋ねました．すると彼は，自分としても体験発表など外に出ていくのをやめるつもりはないのだ，と答えたのです．

このように，忠彦さんは，コミュニケーションに関して不安を語りながら，その一方で，さまざまなトレーニングも試したうえで，「伝の心」導入に積極的に取り組みました．

7　講演の内容とその変化

2007年は，日本ALS協会富山県支部設立（2007年10月）に向けて，関係機関への周知や協力依頼などを積極的に行った時期でもありました．何度か同伴していた野村明子さんから，私宛に次のようなEメールが届いています（2007年7月11日）．

> 清水さんは非常に前向き，積極的です．
> ちょうど1年前の6月は，自分がALSと知って泣き暮らしておられました．
> 7月に初めて定例会（2006年7月に開催された「ALSの集い」）にてお会いした

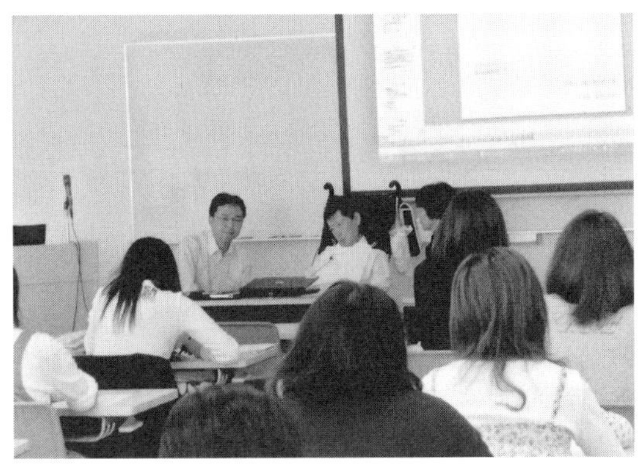

講演（9）の様子

時もそうでした．

それが現在は強い！

今日も厚生センター（保健所）で（難病支援の）担当者に

「患者本人の話が聞きたいなら，どこでも出て行くから呼んで欲しい！！」

自分が広告塔になることに，全くためらいがありません．

こちらが吃驚するばかりです．

病状は進行しています．腕が上がらず，全身の疲労感が激しいようです．

症状が進行しているにもかかわらず，清水さんは前向きで積極的になったと野村さんはみています．忠彦さんが，広告塔になることを厭わないと周囲にアピールしていくことで，より多くの体験発表・講演の機会が舞い込みました．この本の巻末資料として，それらを一覧にしています（この章と以降では，この一覧の通し番号でそれぞれの講演を呼びます）．

講演の内容については，既に第２章第１節で講演（7）の一部分を引用しましたが，通常は次のように構成されていました．まず病気に関する経緯から始まり，自分がALSと知った絶望感，現在の生活状況，日本ALS協会富山県支部の人々や今井医師との出会い．そして，場合によって，最後に聴衆を意識したメッセージ――たとえば，看護学生に対しては患者に対して思いやりをもってほしいこと，保健師に対しては医療と福祉の間にたって患者のためのネット

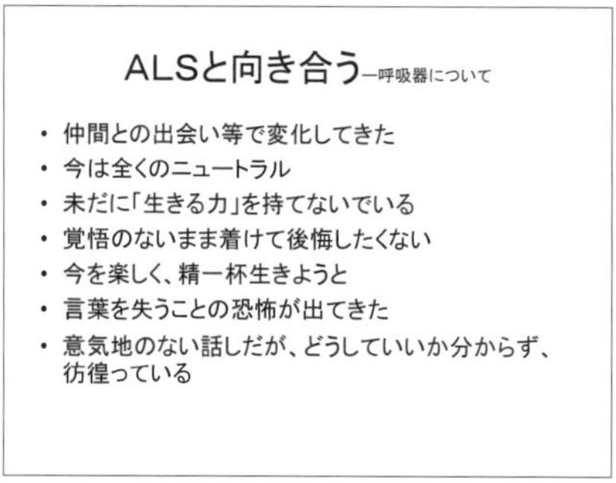

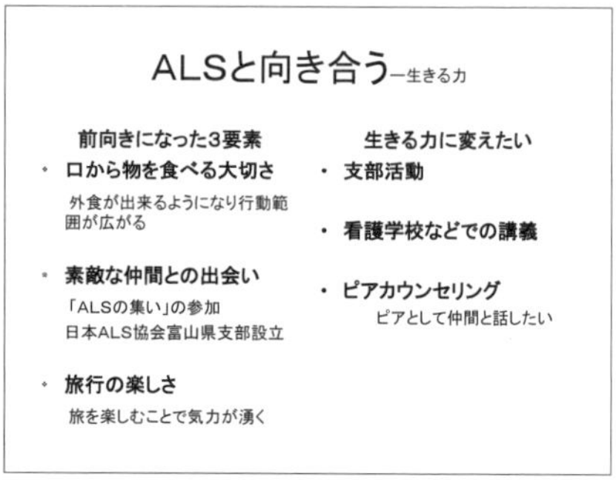

図5-2　講演（7）スライド抜粋

ワークを構築してほしいこと，ソーシャルワーカーに対しては診断後早期に難病患者に関わってほしいこと，等々——が加わります．

これらの講演には，忠彦さんの自己物語が組み込まれていました．それは，どのようなものだったでしょうか．

先ほどと同じ講演（7）の原稿では，後の部分で，今の自分自身について次のように書かれています（忠彦さんはいつも原稿の通りに読み上げていました）．

ALS と向き合う——呼吸器について

私は，未だに明確な「生きる力」を持つことができずにいます．短いスパンでしたら生きることはできますが，長いスパンで5年10年を考えた場合生きる力を持ち続ける気持ちはまだ持てないでいます．覚悟のないまま呼吸器を着けた場合，きっと「着けなければ良かった」あるいは「早く死にたい」と訴える自分の姿を想像するのが怖いし，そんな自分を介護する妻の姿を思うだけで申し訳ないと思います．勿論，自分はまだ65歳です，死にたいわけではありません．結局はいくら考えても答えは出てきません．そんなことから，妻とは「答えの出ないものをいくら考えても仕方がないので，今を楽しく今を精一杯生きよう」と話しをしています．それと，最近は呼吸器とは別に言葉を失うことへの恐怖がでてきました．呼吸が苦しくなり呼吸器を着ければ一般的には呼吸は楽になると思いますが，言葉を失うと後は意思伝達装置や文字盤でのコミュニケーションになります．決して回復することのない障害で，我儘な自分にそれが耐えられるかそちらの方が怖く感じることがあります．結局は，意気地のない話しですが自分でもどうしていいか分からず，あっちへ行ったりこっちへ来たりと彷徨っているのが現実です．

ここではまず「生きる力」を持てずにいることが述べられていますが，この「生きる力」という言葉はおそらく，この時期に出版されたALS患者たちによる文集（「生きる力」編集委員会編 2006）の影響ではないかと考えられます．自分が「あっちへ行ったりこっちへ来たりと彷徨っている」と語る部分は，第3章第2節で今井医師に対して語った内容と実質的に変わっておらず，講演（7）以前の他の体験発表・講演とも同じ内容になっています．

しかし，それに続く次のスライドは，この講演（7）で初めて付け加えられたものです．

ALSと向き合う——生きる力

私が一時のショックから立ち直れたのには，みっつのきっかけがあると思っています．ひとつは，口から物を食べることの大切さ．ふたつ目は，素敵な仲間との出会い．そしてみっつ目は，旅行の楽しさです．でも今は，ミキサー食を何とか口から食べていますが，食の楽しみよりも生きるためです．また，旅の楽しみも食の不安で出かけることに不安があります．

それで最近は，患者会活動，看護学校などでの講義，ピアカウンセリングなどを，生きる力に変えていければいいと思っています．

ALSと向き合うことをまとめてみると，「生きるためのモチベーション（生きる力）をどう持ち続けるか」ということになると思います．

先日，橋本操さん[5)]のお話しを聞く機会があり，その時聞いた言葉で強く印象に残った言葉がありました．それは，「これ　しか　できない」「これ　も　できる」です．このふたつの言葉を眼でみると大して違わないように思われますが，実はこの両者には大きな違いがあります．とかく「これ　しか　できない」とネガティブな考えに落ち込みがちですが，「これ　もできる」と物事を前向きに考えて行くという事ではないでしょうか．

ここでは，忠彦さんにとっての「生きる力」が変わりつつある，あるいはそうせざるをえないことが語られています．口から食べること，仲間との出会い，旅行，これらは講演（7）以前の講演でも，いつも「生きる力」として挙げられていました．しかし，食べることの楽しみが後退し，それによって旅行も，不安が勝つようになったことが語られています．つまり，食べることや旅行は自分にとって「生きる力」として機能しにくくなったことが語られているのです[6)]．

それに代わって「生きる力に変えていければいい」と思うものとして，患者会活動，看護学校などでの講義，ピアカウンセリングが挙げられています．最後の「ピアカウンセリング」が何を指すのかは具体的には語られていませんが，当時，忠彦さんは，富山県難病相談支援センターで開催された「ピアカウンセリング研修」に参加していました．参加後の感想をEメールでやりとりする中で，彼は次のように述べています．「私がピアカウンセリングの研修を受けているのは，自分の体験からALSで苦しんでいる人がいれば，少しでもお役に立てれば…との思いからです．そして，ただ相談者から話を聞くだけよりも，そこにカウンセリングのスキルが必要であればとの思いで研修を受けています．…（中略）…正直私は，難しいことは分かりません．私は，ただ機会があれば今後も研修は受けたいと思っています．私自身，ピアカウンセリングの何たるかを理解しているわけではありませんが，ただただ，苦しんでいる人がいれば話を聞いてあげたいという思いだけです」(2008年12月8日のEメールより)．

講演ではその後，ALSと「向き合う」ことは，「生きるためのモチベーション（生きる力）をどう持ち続けるか」とまとめられる，と述べられています．ここで「モチベーション（生きる力）」と表記されていることから，忠彦さんは「生きる力」と「モチベーション」を互換的な意味で用いていることがわかります．そしてこの「モチベーション」は，今井医師との診察（第3章第2～3節，第4章第2～3節，第5章第3節）で際立たせられ焦点化された言葉に他なりません．すると，ここでの患者会活動，看護学校などでの講義，ピアカウンセリングは，今井医師とのやりとりを通じて浮かび上がった「あなたの『モチベーション』は何ですか」という問いかけへの応答として構想されたものと読めます．ただし，「生きる力に変えていければいい」とあるように，それらは必ずしも「モチベーションはこれらだ」と言われているわけではなく，あくまでも将来的な願望という位置づけである点にも注意が必要です．

さらに，ここで忠彦さんが，同じALS患者である橋本操さんの言葉を引いている点にも注目したいと思います．これは，忠彦さんがさまざまな場に参加する一環として，橋本さんの講演を聴く機会があり，その一部分を引用しているところです．「これ　しか　できない」と考えるのではなく「これ　も　できる」と考えたいというのは，先に挙げた活動（患者会活動，看護学校などでの講義，ピアカウンセリング）を包含しています．それらが生きる力だとまで言い切る確信はないけれども，生きる力の候補として前向きにとらえたい語り手の意図を示しています．つまり，忠彦さんは，橋本さんの言葉をうまく利用して，自分の「モチベーション」の中身を充填し，それによって自己物語を変化させていこうとしているように見えるのです．

8　中間考察
——物語の筋，キャラクターの変化——

この章では，2006年夏以降の忠彦さんの変化について述べてきました．症状は徐々に進行していきますが，それに対して忠彦さんは，胃ろうの造設（第5節），コミュニケーション・エイドの導入（第6節）を行いました．この章を閉じるにあたって，それらのことがどのような自己の変化としてとらえられるのかを論じます．

（1）胃ろうを着ける〈私〉を創る

第5節で述べた通り，忠彦さんが胃ろう造設に踏み切るにあたっては，長い逡巡がありました．これには，胃ろうを造設するタイミングに関して医学的要請と患者の自覚する状態とがずれているため，患者からすれば，医学的なリスクを回避するために，「いよいよ食べられなくなった」と観念するよりも早いタイミングで造設を考えなければならない，という背景があります[7)]．また，人によっては，現在利用している福祉サービス（通所施設等）が医療的ケアを嫌うのではないかという不安を抱えている人もいます．こうした迷いは，清水さんが優柔不断だから生じるのではなく，多くの人が通る道だと考えられます．

そのような中，2009年４月に開かれた清水さんの会で，忠彦さんは自身の決断として胃ろう造設を語りました．また，造設後は，その体験をさまざまな場でオープンに語り，他の人に影響を与えていきました．そこには，村上さんから受けた刺激もあったと考えるのが自然でしょう．実際，後の講演の中で，忠彦さんは，村上さんの生き方に感動し勇気をもらったと，再三にわたって語っていました（第６章第２節参照）．

本章第２節の二人が会った場面をみると，そこで村上さんは，あるタイプの物語の登場人物（主人公）を演じ切ったと考えられます．それは，一言でいえば，食べられなくなっていくこと（喪失）への未練を残しつつ決断する主人公です．ここで「演じる」という表現をしましたが，これは必ずしも「(本当の姿を）偽る」という意味ではありません．村上さんが，清水さんが自分より病いの初期段階にあることを知っており，おそらくは清水さんがどんな関心や不安をもっているのかを考慮に入れながら，胃ろうを着けている自分をいかに見せるか，彼なりに直感的に決めてふるまう，ということなのです．

村上さんは，自分がどのようにして胃ろう造設を決めたのかを語ったわけではありません．したがって，彼は「未練を残しつつ決断する」という物語の筋を示したわけではありません．その代わりに，彼は，強烈といってよいキャラクターをもって，胃ろうを造設してなお人生を楽しむ生き方を印象づけているように見えます．会話の中で清水さんは「村上さんには悪いんだけど，昨日は牛タンを食べてきました」と言っています．これに対して，村上さんは，まったく気にするそぶりもなく「今のうちに美味しいものを食べてください」と答え，その後も笑っています．ここには，ある種の潔さ，つまり「私はもう何でも食べることはできなくなりましたが，そのことについてくよくよしていませんよ」という潔さが現れているように思います．

この潔さを伝えているのが，この場面における村上さんの身体です．大きく真ん丸に見開いた目．すさまじいスピードで紙に字を書く手．半ば身を乗り出すようにしながら私たちを指差す身振り．これらは，清水さんとの一期一会であるその場面を十分に味わいつくそう，言いたいことを残さず伝えようという

コラム⑨

物語と身体

物語は言葉によって構成されますが，コミュニケーションには身振りや表情を表す私たちの「身体」も関わっています．

たとえば病いで身体を思うように動かせなくなった人がセルフヘルプ・グループの集会に参加したとします．その人は，コミュニケーション・エイドを介して会話に参加することはできますが，一般的にそのテンポは口頭での会話よりも遅く，健常な頃と同じスピードで質疑応答をするわけにはいきません．また，人によっては，何もしゃべらずに終わることもあります．では，その人は，とりたてて意味のある言葉をその場では発しなかった，というべきでしょうか．否，その人は多くのことを語っています．その場に彼・彼女の身体があるというただそれだけの事実によって，病いが進むと閉じこもって社会参加ができなくなるというイメージないし思い込みに対して端的に反証が示されています．そこでは彼・彼女の身体も，清水忠彦さんと同様に，開かれた身体といえます．彼・彼女は身体を通して他者とコミュニケートし，見る人は，その身体に何らかの物語の要素を読み込むと考えられます．

このように考えると，物語を語る身体に着目するのが有意義なケースがある，ということがわかります．伊藤（2012b）では，パーキンソン病等をもつ人によるサークル「リハビリズム」の営みが記述されています．そこには，多弁な人もいれば無口な人もいますが，いずれも共に「リハビリ」を行いながら病いの中を生きていこうとしています．その際，小さな改善劇を一緒に目撃したり，あるいは思いのままにならぬ身体を笑い飛ばしたりする場面が現れます．そこでは，すべてが言葉で語られるのではなく，少し大げさにしたり何度も繰り返したりする身体の動きによってやりとりが成り立っています．このように，身体は物語行為の構成要素として人々の営みの中に埋め込まれているのです．

エネルギッシュな意欲に結びついています．また，「元気，元気」というようなガッツポーズや写真をとるときの阿波踊りのポーズによって，エネルギッシュな雰囲気は，ほとんど圧倒的なほどに感じられます．このような身体を通して「未練を残しつつ決断する」村上さんのキャラクターが示されるのではないかと考えられます．

もちろん，忠彦さんが村上さんから印象を受けたのは，胃ろうに限るわけではないでしょう．また，忠彦さんは，あくまでも村上さんとは性格が異なりますから，決してキャラクターを真似るということではなく，自分に合った性格づけを行うことになります．第5節でも垣間見られるように，手術の時とその後のことを淡々と語り，その際，入院が長引いたのは自分の皮下脂肪が厚かったからかもしれないと，やや自虐的な冗談を交えながら語るその様は忠彦さんらしく，生き生きとした様子をあまり強調はしないけれども，運命の流れには逆らわない飄々とした（これも一種の潔さかもしれません）主人公の趣を漂わせているように感じられます．

（2）語り手としての〈私〉を創る

もうひとつ変化の軸になっているのが，体験発表ないし講演活動の展開です．忠彦さんは今井医師との2回目の診察で，専門職向けの体験発表をやってみたところ，反響が大きく，具体的なサービス利用の提案まで出てきたと語っています（本章第3節）．それがきっかけとなり，忠彦さんはさまざまな公的支援サービスを導入し，広子さんの負担を軽減しようと努力しました（本章第4節）．また，忠彦さんは，今井医師への2回目の受診を経た2007年春から夏にかけて「患者本人の話が聞きたいなら，どこでも出て行くから呼んで欲しい」というメッセージを発するようになり，2007年末から講演活動（巻末資料参照）を展開していきました．このようにして，体験発表・講演は，忠彦さんの病いの経験において軸となる活動となり，生活を形作っていきました．

このように体験発表・講演を行うのは，性格的な向き不向きがあるかもしれませんし，ある程度の文章作成能力と構成力，周囲の人に意見を聞いて修正していくコミュニケーション能力が求められるので，それらを持っている人か，あるいは周囲の人に補ってもらえる人でないと，現実的にはやりにくいかもしれません．何よりも，そうしたことに対する苦手意識が強くないこと，少なくとも興味はあるという気持ちは必要条件といってよいように思われます．したがって，このような活動ができたのは忠彦さんだからという部分は，確かにあるでしょう．

しかし，ここで考えたいのは，忠彦さんがそのような性格だったと言い切ってよいのかという点です．このことに関して興味深いエピソードがあります．2010年2月に，忠彦さんが最後の入院をしている間（第6章第8節），遠方に暮らしていた彼の息子さんが見舞いにやってきました．いろいろな話をしていたときに忠彦さんが講演活動を活発に行っていると言ったところ，息子さんは，自分から見て父は思ったことを口に出さないタイプで，人前で話すなんてとても想像できない，と驚いたのです．他方で，広子さんは，忠彦さんは中学校時代に運動競技選手を県大会などに送り出す壮行会で応援団長を務めた経験もあるし，仕事の現役時代も営業で常に人と接していたので，人前に出るのにものおじするタイプではないと見ていました．人間の性格が相手によって違って見えるのは，決して不思議なことではありません．ここで重要なことは，物語の登場人物の性格づけは，しばしば多面的な性格のどれかが強調されることによって構成性を帯びるということです．ある人からはまったく異なるキャラクターに見えることもありうるし，後から思えば「そういうところも（少しは）あった」と思える程度の部分が強調され前面に出ることもありえます．忠彦さんの場合，外交的で積極的なキャラクターが前面に出されることによって，それにふさわしい振る舞い，具体的には講演依頼を積極的に受けて行うことにつながったと解釈できます．

喪失という観点からみると，ALSの場合，「しゃべれなくなっていくこと」は本人にとって非常に大きな要素であり，戸惑わせ打ちのめしていくでしょう．そうした中で計画的にコミュニケーション・エイドを導入していくのは，「この先の自分」を示す自己イメージと密接に関係します．忠彦さんの場合，2009年ごろから本腰を入れてコミュニケーション・エイドの導入に取り組みました．その動機には，もちろん日常的な意思疎通を円滑にしていきたいという部分が大きかったでしょうが，講演を行う「私」をイメージしていた部分も少なくなかったのではないかと考えられます．なぜなら，本章第6節で，パソコンを使って補えば長く話せなくても講義などはできるのではないかと言われた彼が，自分としても体験発表など外に出ていくのをやめるつもりはないのだ，と答えたからです．体験発表・講演には自己物語が含まれるので，自己物語の語り手としての「私」をイメージすることが，コミュニケーション・エイドの積極的な導入につながり，また逆に，コミュニケーション・エイドの導入によって，自己物語の語り手として自分をイメージしやすくなり，実際の活動につながる，そしてその活動を続けるために，さらにコミュニケーション・エイドに関心を持ち続けるというふうに，相互に因果的関係ないし影響が生じていくと考えられます．

体験発表・講演の内容についてみてみると，本章第７節で述べた通り，それは今井医師の問いかけに対して，自分なりの「モチベーション」を模索するような仕方で自己物語を変化させようとしていたことがうかがえます．そこで導かれた忠彦さんなりの答えは，患者会活動，看護学校などでの講義，ピアカウンセリングでしたが，それらは，モチベーションであるという言い方ではなく，「生きる力（モチベーション）に変えていければいい」という言い方がなされていたように，その先を生きる「私」を支えるものとして確信をもって据えられたわけではないようです．しかし，そうした生きる力の候補が忠彦さんの自己物語の中に姿を現したことは，非常に大きな出来事だと考えられます．つまり，最も大事なことは，問いに答えることよりもむしろ問いに答えようとすることであり，公的サービスの利用やコミュニケーション・エイドの導入といったことは，その結果として付いてくることだといえるのではないでしょうか．

（3）他者を支える存在になる

このようにして忠彦さんの自己物語構成は，彼を前向きな変化に向かわせました．そこには，彼自身が他の人の支えになるようなはたらきかけをする存在になる側面もあったように思われます．

そのような出来事の例をひとつ挙げたいと思います．2009年２月，日本ALS協会富山県支部の定例会に，ある成年の親子が初めて参加してきました．母親の方は，車いすにのった忠彦さんの姿を見て動揺を隠せず，椅子に座ったままくるりと後ろを向いてしまい，そのまま一言も発することはありませんでした．代わって，一緒にきた息子さんが，父親が前年11月にALSと診断され，たいそう落ち込んでいることを語りました．家族で支えるのも手探りだが，今後気持ち良く過ごせるというか，笑って過ごせればよいと思っています，と．まず，参加していた家族介護者のひとりが，大きな声で「だいじょうぶですよ」と言いました．皆が少し微笑んでいる間にもう一度「だいじょうぶですよ」．その後，忠彦さんが次のように語り始めました．私の場合は，まず泣きました．家内と二人で．それで，この会に来て泣いて．泣いて癒されたと思います．看護学校で講義をしているのですが，そこでもよく泣いて，そのことで癒されているところがあります．それから，橋本操さんという方が言われているのですが，「これしかない」と「これもできる」は似ているようで違う．これ「しか」だと前向きではないけど，これ「も」といえば前向きに思える．気持ちを前向きにチャレンジしていくことが大事だと思います．

すると織田昌代さん（第４章注１参照）が，自分もその場にいたけど，清水さんが泣きやむまで皆ただ待っていただけなんです，でもそれが清水さんにとっては癒しになったのかもしれませんね，と言いました．野村明子さん（本章注２参照）は，人に会うのが嫌になることも少なくないのにこの会に来られたことはすごいと思いますよ，と言いました．そうしたやりとりが続いている間，忠彦さんは，何やらレッツチャット（本章第６節コラム⑧参照）で入力しています．そして，できあがったときに発言を求めて，レッツチャットに読み上げさせました．

パ　ソ　コ　ン　ヲ　ハ　ジ　メ　ヨ　ウ

忠彦さんは，今度は口頭で「それから，さっき野村さんが言われたように，他人を家の中に受け入れることも大切だと思います」と言いました．

この場面からは，この章で述べたピア・サポート，そして忠彦さんが遂げようとする変化がはっきりと読み取れます．まず，前向きに変化できない自分を語ったり，あるいはそもそも語ることさえできないことも許容されるようなコミュニケーションの場によって自分が癒されたと忠彦さんが語り，それによって，初めて参加した親子もそのような状態であることが許されること，そしてそれがこの先の変化につながりうることが示唆されています．また，橋本操さんの言葉の引用は，本章第7節で挙げた講演（2009年6月）に先立って，既に忠彦さんの語りの中で用いられていることがわかります．コミュニケーション・エイドの重要性が，レッツチャットのデモンストレーションという形で呼びかけられ，さらに，介護を家族に頼りきらないようにすべきという点にも言及しています（「他人を家の中に受け入れることも大切だと思います」）．まさに，忠彦さんが自分の体験にもとづいて，新たにALSに直面することになった人たちを前にして，ピア・サポートの場を構成し，ピアとして自己を呈示していこうとする志を感じることができるエピソードだと思います．

注

1）富山県においてパーキンソン病の患者会（現在の全国パーキンソン病友の会富山県支部）の設立に尽力．現在は，パーキンソン病の人を中心とするデイ・サービス「地球の子」（富山市八尾町）を運営しています．忠彦さんが当初痙性対麻痺（脊髄小脳変性症）と診断されていた頃（第2章第1節参照），脊髄小脳変性症の患者会は当時富山県にはなかったため（2008年に「とやまSCD・MSA友の会（わかち会）」が発足），主治医からの情報提供を受けて，パーキンソン病友の会に入会し，そこで忠彦さんは中川さんと出会いました．

2）野村さんは，介護支援専門員（ケアマネージャー）でありながら家族介護者としての経験をもっています．日本ALS協会富山県支部の設立に尽力し，現在でも役員を務めています．清水さんとは，直接のケアマネージャーとクライアントとの関係ではありませんでしたが，清水さんにとっての重要な相談役であり助け役にもなっていました．

3）2007年11月から，中川美佐子さん，野村明子さんらと私は，難病に関する活動計画を打ち合わせるという目的で，毎月のように清水さんの自宅に集まるようになっていました．この集まりは「清水さんの会」と呼ばれました．実際には他愛のない世間話が多くを占める集まりでしたが，忠彦さんを社会的活動に向けて刺激する機会にもなっていました．彼は講演（巻末資料：講演一覧）を準備するにあたって，しばしば草稿をこの会で回覧し，意見を求めました．

4）家族の負担軽減をはかるための短期間の入院のこと．「レスパイト（respite）」は「休息」という意味．

5）橋本さんはALS患者として活発な講演活動等を行い，ALS患者の生存に関して社会的啓発を行っていました．当時，日本ALS協会会長（2003年～2009年）も務めていました．伝記として，山崎摩耶（2006）があります．

6）講演（１）の配布資料では「今の楽しみは旅行」と端的に書かれているのみですが，講演（２）以降スライドを使うようになると同時に，旅行およびペースト食などに関する写真が多用されるようになります．講演（３）および講演（４）の読み上げ用原稿では，2006年９月に肝機能の異常による検査入院（第４章第１節参照）から退院した後のことが，次のように書かれています．

講演（３）

退院後は口から食べる大切さを痛感し，食欲も戻り生きることに前向きになれました．外食でも食べる自信が出てきてからは，行動範囲も広がり旅を楽しむ余裕が生まれ，九州，高山などへ出かけました．それと，この病気にならなければ決して出会うことのなかった素敵な仲間との出会いが勇気を与えてくれました．

講演（４）

退院してから口から食べる大切さを知りましたが，外で食べる自信――特に昼食――がありませんでした．先ほど入院中に食べたい物としてピザ，ハンバーグ，ラーメンの三つをあげましたが，９月になって病院の帰りに思い切ってピザ屋さんに入りました．大の大人（＝清水夫妻）二人してピザ１個の注文で（店員に）変な顔をされましたが，ピザを前に緊張しましたが何とか食べることができました．これで自信がついてそれからは色んな物を食べることができました．外で食べる自信がついてからは，行動範囲も拡がり旅行に出かける余裕が出てきたので，九州，沖縄などの旅行を楽しみました．

これらと同様のスライド・原稿は，リハビリテーション従事者向けの内容である講演（５）を除いて，講演（６）までは使われ続けています．

しかし，講演（６）のスライドでは，写真は旅行先で撮影したものと思われますが，そのことについて述べる文言はなく，原稿は症状の進行を述べる内容になっています．聴衆についてみると，講演（４）は保健師養成課程に在籍中の学生，講演（６）は看護師養成課程に在籍中の学生であり，講演内容に大きな違いをもたらす要因とは考えられません．したがって，この変化は，忠彦さんの病状の進行にともなって，口から食べることと旅行が生きる力として強調されなくなってきはじめたことを示していると考えられます．そして講演（７）になると患者会活動，看護学校などでの講義，ピアカウンセリングが前面に出されるようになったのは本文で述べた通りです．

7） ALSの場合，呼吸機能の低下が進行してしまうと胃ろう造設がリスクをともなうものとなり，造設できなくなることがあります．また，早めに胃ろうを造設すれば，そこから栄養をとって体力低下を防ぎやすいという観点からも，こんにちのALS医療では比較的早めに胃ろうを造設することが勧められる状況になっています．

第6章 自己物語の軋み

前章では，忠彦さんの講演に含まれる自己物語などに着目しながら，彼なりに「モチベーション」を模索するような仕方で自己物語を変化させようとしていたこと，そして実際に胃ろうを造設し，コミュニケーション・エイドの導入に取り組みながら，講演活動を展開させていったことを述べました．そのようにして前向きな変化を遂げていた忠彦さんですが，この章では異なる側面にスポットを当てます．

1　モチーフとしての一枚の写真

彼がほとんどの講演で使っていた一枚の写真があります．2007年３月の沖縄旅行での一場面で，場所は観光施設の一角です．仮装した施設スタッフたちが，観光客たちを踊りに誘っている．忠彦さんの周りで，楽しそうに踊っている施設スタッフと，それにつられて同じ身振りをまねる観光客たち．しかし忠彦さんは，踊りの輪の真ん中で，車いすに乗って少し白けたような顔をしている．目はそっぽを向いて，「ちぇ」という感じの表情．

ずっとそのような顔をしていたわけではないのでしょうから，偶然カメラに写りこんだ表情を後で見つけたのではないかと思われます．この写真が初めて講演に用いられたのは，2008年１月の講演（2）です（巻末資料：講演一覧参照）．以下は，読み上げ用原稿の内容です．

> 昨年３月に沖縄へ行き，琉球村で撮った一枚です．この写真が今の私の心の持ちようを正直に写しています．
>
> 楽しそうに手を挙げて踊っている人を見ながら，「みんな身体が動くの

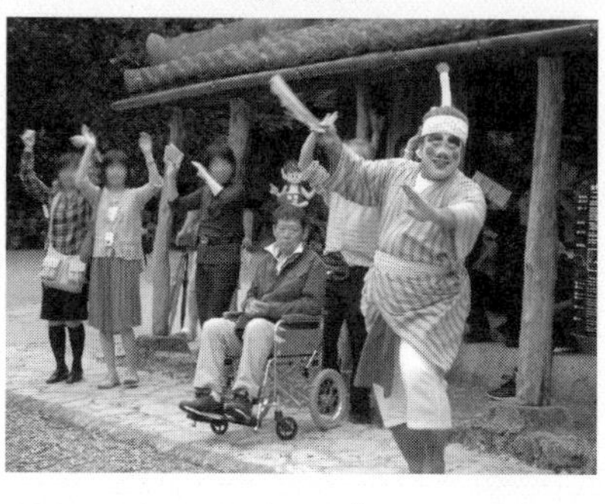

図6－1　講演（2）スライド抜粋

> にどうして自分の身体は動かないのだろう……」と一人口を尖らせ白けている自分の姿．
>
> 病気を受け入れてきたつもりなのに，まだ落ち込む自分を見るとまだまだ達観できない自分がいることを知らされます．

その後，忠彦さんは，最後の講演にいたるまでこのスライドを使い続けます[1]．2008年2月6日に開かれた「清水さんの会」（第5章注3参照）では，間もなく行う講演（3）の打ち合わせが行われました．ここで，忠彦さんが再びこの写真を使っていることが議論されています．中川美佐子さんは，この写真が唐突に出てくると，聴衆が戸惑うかもしれないと言いました．だから，しっかり説明するか，あるいは他の写真を使う手もあるよ，と．すると忠彦さんは，いや，この写真は気に入ってるから，と答えました．中川さんは，ユニークだからこれはこれでいいと思う，と納得はしている様子でした．この出来事から，この写真を用いることに関して忠彦さんには強いこだわりがあったといえます．

講演を一種の自己物語としてみると，その中で繰り返し現れる要素という意味で，この写真は「モチーフ」の事例といえます（伊藤編 2013: 15―16）．ただし，既にモチーフとして出てきた「モチベーション」という言葉とは対照的なところがあります．「モチベーション」は，彼が病気を受け入れ，前向きになっていこうとする変化に関わりますが，この写真は，むしろ前向きな変化に水をさすようなものです．

2　症状の進行と人工呼吸器に関する思い

忠彦さんの病状は，穏やかに進行していきました．次に挙げるのは，2008年４月に彼が今井医師のもとを３回目の受診のために訪れる際作成し持参した文書です．いかにも忠彦さんらしく，几帳面にまとめられています．固有名と誤植，および忠彦さん自身が曖昧であると注釈した一部の情報について若干手を加えていますが，それ以外はほぼ原文のまま引用します．

その後の経過（2008．４．17）

2008．４．13清水忠彦

2007年４月25日の受診後の経過を書きます．

その後は，自分では大きな変化はないと思っていますが，これはあくまでも自分の楽観的な気持で，専門家である先生の診断とは当然違うと思っています．

１．症状

① 上肢の麻痺

- 腕は伸びず，上がらず，持てずとその機能をほぼ失いつつあります．
- 指の機能だけは残っているので，パソコンや携帯メールは操作できます．
- 電話機の受話器を耳にあてることができず，携帯のスピーカー機能が頼りです．

② 下肢の麻痺

- 足の筋力は強い（訪問マッサージ師の話）と言われるが，歩行は困難です．

・ほとんど車いすを使用しているが，病院と定例会のみ歩行器を使用（少しでも機能を維持できないかと思い）しています．

・家の中では杖を使うようにはしています．

＊車の乗降が辛くなってきたので福祉車両（助手席リフトアップ車）を契約しました．

③ コミュニケーション

・自分では，口が疲れてくると口ごもる感じもするが，周りの人から聞き返されることがないので意思疎通はできていると思います．

④ 嚥下機能

・妻が食べやすい食事（やわらかく，トロミ剤を使った）を用意してくれるので，食事でむせることは少ないが，無意識にでる唾液でむせることが多い．

・ただ，口の筋肉が疲れてくると飲み込みが悪くなるので時間をかけて食事しています．

・飲み込み自体は悪くないと思っています．

・腕の機能が落ちてきているので，バランサー[2)]を使用しても以前ほどは楽に食事ができません．

・ほとんどスプーンを使用しています．

⑤ 呼吸機能

・自分では少しずつ機能は落ちてきているのではと思うが，一方ではそれほど悪くはなっていないと思っています（自分の思い込みではありますが）．

・昼（起きている時）や就寝中もとくに苦しく感じることはありません．

・SPO２[3)]は毎週火曜日の訪看さんの検査では97～98%あります．

・訪看さんの勧めもあり，主治医のいる病院で就寝中のSPO２検査を申し込みました．

・３月27日（木）に呼吸評価装置を一晩着けました．結果は４月３日（木）に聞かされました．検査結果の数値は渡されなかったのでわかりませんが，今は酸素（鼻マスク）の必要はないと言われました．この受診の際，就寝中のベッドの角度や身体の体位の指導を受けました.

・就寝時のベッドへ入る時は，蒲団を着られないので妻の介助が必要.

⑥ その他

・着替えは全介助が必要.

・入浴は全介助が必要.

・食事はスプリングバランサー使用.

・洗顔，床へ立ったり座ったり等一部介助が必要なときもある.

2．現在受けているサービス

① ヘルパー（入浴介護）…………週5回（日・月・火・水・木）

② デイサービス…………………週1回（金）

③ 訪問看護………………………週1回（火）

④ 在宅マッサージ………………週1回（火）

⑤ 医療機関での作業療法………週1回（木）

3．旅行の予定

① 4月25日～5月1日まで九州方面

身体障害者手帳………第1種1級

介護保険………………要介護4

この3回目の受診の前夜，清水さん夫妻と私は，前年に2回目の診察の際来たのと同じ牛タン食堂に入りました．忠彦さんが頼んだのは，昨年と同じ牛タンのシチュー．しかし，一年前とは違い，彼は牛タンをなかなか飲み込むことができず，とうとう吐き出しました．それでも，牛肉以外の液体部分と野菜は，麦飯にかけてすべてたいらげました．お腹は太ったけど……と忠彦さんは言った後，口ごもりました．広子さんは「満足感はない？」と尋ねました．忠彦さんは，それには直接答えず，牛タンはもうダメかあ，と肩をすくめました．店からの帰り道，彼はもう一度こうつぶやきました．牛タンを食べられなかったのはショックだったなあ．

もうすこし脂身でとろみをつけたような肉なら，まだいけるかもしれないね．そんな会話を三人でしながらホテルへの帰路につきました．忠彦さんは，

「元気だったら仙台の町をそぞろ歩きできるのになあ．車椅子じゃあなあ．段差はあるし」などと，始終ぼやいていました．

この時期の忠彦さんが，なかなか態度をはっきりさせない部分を見せながらも胃ろうを造設し，コミュニケーション・エイドを導入していった経緯については前章で述べました．しかし，気管切開をともなう人工呼吸器（TPPV）の採否に関しては，本当に態度を決めかねている様子でした．先ほど引用した文書には続きがあり，彼の思いがこう綴られています．

呼吸器についての今の気持ち

呼吸器の装着について今（2008. 4 . 13）の気持ちを書きます．

ALS と知った時はショックのあまり何も考えられず，ただ呼吸器は着けたくないという思いでした．そんな気持ちのままで今井先生に診ていただいたのが2006年12月 6 日でした．先生との会話の中で自分の安易な考えに衝撃を受けたのも事実です．それから，患者・家族・遺族の人たちとの交流も増え，実際に呼吸器をつけて療養されている患者さんにお会いしたり，また富山県支部作りの活動に携わるようになり，考え方も少しずつ変化し，2007年 4 月25日の 2 度目の診察時には，着けないという気持ちは無くなりましたが，どちらかといえばまだ着けない方にスタンスを置いていました．支部設立後は支部長の役割を頂き，テレビ局の取材を受けたり，また少しずつですが人前で話す機会をいただくうちに呼吸器装着については全くニュートラルな気持になりました．

私は，未だに明確な「生きる力」を持つことができずにいます．短いスパンでしたら生きることはできますが，長いスパンで 5 年10年を考えた場合生きる力を持ち続ける気持ちはまだ持てないでいます．覚悟のないまま呼吸器を着けた場合，きっと「着けなければ良かった」あるいは「早く死にたい」と訴える自分の姿を想像するのが怖いし，そんな自分を介護する妻の姿を思うだけで申し訳ないと思います．勿論，自分はまだ64才です，死にたいわけではありません．結局はいくら考えても答えは出てきません．そんなことから，妻とは「答えの出ないものをいくら考えても仕方がないので，今を楽しく今を精一杯生きよう」と話しをしています．

それと，最近は呼吸器とは別に言葉を失うことへの恐怖がでてきました．呼吸が苦しくなり呼吸器を着ければ一般的には呼吸は楽になると思いますが，言葉を失うと後は意思伝達装置や文字盤でのコミュニケーションになります．決して回復することのない障害で，我儘な自分にそれが耐えられるかそちらの方が怖く感じることがあります．

結局は，意気地のない話しですが自分でもどうしていいか分からず，あっちへ行ったりこっちへ来たりと彷徨っているのが現実です．

これをみると，今井医師との最初の受診は，忠彦さんの考えを見直す機会になったとされているのがわかります．その後，患者・家族・遺族たちとの交流，日本 ALS 協会富山県支部に関する活動，メディアの取材を受けること，そして体験発表・講演など人前で話す経験によって，気管切開をともなう人工呼吸器（TPPV）の採否に関しては「全くニュートラルな気持」になった，と語られています．その一方で，肝心の決断に関しては，「答えの出ないものをいくら考えても仕方がないので，今を楽しく今を精一杯生きよう」という現在の考えが述べられています．最後の「自分でもどうしていいか分からず，あっちへ行ったりこっちへ来たりと彷徨っている」という部分も，態度を決めかねていることを示しています．

この時から約１年２か月たった2009年６月に行われた看護学校での講演（８）の読み上げ用原稿では，次のように述べられています．

ALS と向き合う――呼吸器について

ALS は将来呼吸器をどうするかに直面します．そこで，呼吸器について少し述べます．

自分が ALS と知った時は，何も考えず人工呼吸器は着けずに逝こうと思っていました．（平成）18年10月，今井先生の講演を聞いたのがきっかけで12月に宮城病院へ出かけました．先生との会話の中で，「私は呼吸器を着けないつもりですが，苦しい・痛いに負けて着けるかも分りません」と話したところ「清水さん，それは違う．呼吸器を着けるということは，それまでの自分が一度死んで新しい自分に生まれ変わり生きる目的を持つこ

ALSと向き合う—呼吸器について

- 最初は「呼吸器を着けない」
- 平成18年12月
  今井先生の診察を受ける
  呼吸器を着けて生きるには
  「生きる力」が必要
- 少しずつ考えが変わる
  ⇩
- 着けない方にスタンス

今井先生と一緒に

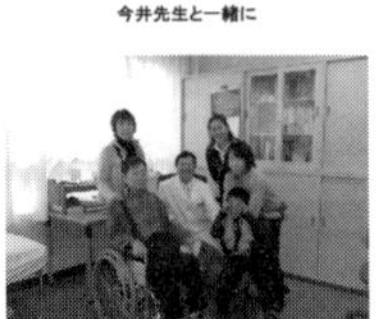

ALSと向き合う—呼吸器について

- 仲間との出会い等で変化してきた
- 今は全くのニュートラル
- 未だに「生きる力」を持てないでいる
- 覚悟のないまま着けて後悔したくない
- 今を楽しく、精一杯生きようと
- 言葉を失うことの恐怖が出てきた
- 意気地のない話しだが、どうしていいか分からず、彷徨っている

図6－2　講演（8）スライド抜粋

との出来る人が着けるべきであり，そのためにも本人が生きる動機（生きる力）を持つことが大事」と言われ，自分のそれまでの安易な考えに衝撃を受けました．また「自律と自立」についても，「呼吸器を着けても出来ることは多いので，自分の出来ることを見つけていけばいい」と話して頂き，呼吸器を着けても出来ることは沢山あることを知りました．それと，入院中の患者さんを紹介されお会いしましたが，その方の生き方にすごく感動し勇気をいただき，それからも携帯メールで連絡を取りあっています．それでも，それから富山県支部作りの活動に携わるようになり，また多くの人たちと交わるようになり考え方も少しずつ変化し，着けないという気持ちは無くなりましたが，どちらかといえばまだ着けない方にスタンスを置いていました．

ALS と向き合う——呼吸器について

支部設立後は支部長の役割を頂き，テレビ局の取材を受けたり，また少しずつですが人前で話す機会をいただくうちに呼吸器装着については全くニュートラルな気持になりました．

私は，未だに明確な「生きる力」を持つことができずにいます．短いスパンでしたら生きることはできますが，長いスパンで５年10年を考えた場合生きる力を持ち続ける気持ちはまだ持てないでいます．覚悟のないまま呼吸器を着けた場合，きっと「着けなければ良かった」あるいは「早く死にたい」と訴える自分の姿を想像するのが怖いし，そんな自分を介護する妻の姿を思うだけで申し訳ないと思います．勿論，自分はまだ65才です，死にたいわけではありません．結局はいくら考えても答えは出てきません．そんなことから，妻とは「答えの出ないものをいくら考えても仕方がないので，今を楽しく今を精一杯生きよう」と話しをしています．それと，最近は呼吸器とは別に言葉を失うことへの恐怖がでてきました．呼吸が苦しくなり呼吸器を着ければ一般的には呼吸は楽になると思いますが，言葉を失うと後は意思伝達装置や文字盤でのコミュニケーションになります．決して回復することのない障害で，我儘な自分にそれが耐えられるかそちらの方が怖く感じることがあります．結局は，意気地のない話しですが自分でもどうしていいか分からず，あっちへ行ったりこっちへ来たりと彷徨っているのが現実です．

この部分は，同年（2009年）12月に行われた講演（10）まで，同一の文面になっています．それらをみると，2008年４月に今井医師に示した「呼吸器についての今の気持ち」と用いられた文面とほぼ同じ内容になっているのがわかります[4)]．

このようにしてみると，忠彦さんは，徐々に進行する症状を一方では冷静に見つめていましたが，それでも気管切開をともなう人工呼吸器（TPPV）の採否に関しては，なかなか態度を決められなかったようです．

3　キャラクター変容の要請と埋まらない溝
――今井医師との３回目の診察でのやりとり――

2007年４月に今井医師のもとを訪れた２回目の診察は，「介護を妻にばかり頼ろうとはしない私」に忠彦さんがなっていこうとするきっかけとして読めることを既に述べました（第５章第４節）．しかし，そこにはギャップもあり，2008年４月に行われた３回目の受診で，それが露わになる場面がありました．この日，忠彦さんは，自分の状態を報告するために文書を用意し，今井医師はそれを読み上げました（本章第２節）．その中の「車の乗降が辛くなってきたので福祉車両（助手席リフトアップ車）を契約しました」という一文のところで，今井医師の声がとまりました.

運転は誰を考えてるの？　問いかける今井医師に対して，忠彦さんは，何を聞いているんだという不思議そうな表情で答えました．妻です．今井医師は，ふーん，まあ，後でお話ししましょうと言って，いったん文書をおしまいまで読み終えました．「呼吸器についての今の気持ち」のくだりでは，「まだ決めなくていい．これが普通でしょうね」とコメントしました．いろいろなところで講演や発表をするうちに自分の気持ちが固まっていくでしょう．（日本 ALS 協会）富山県支部をやっていく中で，他の人に生きる力を与えることができると思えればいいと思う．

ここまで言うと，今井医師は，先ほどの新車購入の件に話題を戻しました．

「車で出かける機会をなるべく作るようにしているのはいいことだと私は思っているのですが，費用対効果を考えないと．奥さんが常に元気だという前提でしょ（清水さん夫妻うなずく）．奥さんが常にくっついて出かけるという発想をやめた方がいいね．」

「ええ，それは私もわかってまして，たまに野村（明子）さんとかにも頼むようにしてます．でもやっぱり（妻が）一緒のときが多いですから．」

「多いっていうか，90％以上奥さんになるでしょ．」

「ええ，そうですね．」

忠彦さんは苦笑しました．

「それを前提にして車を購入するっていうのはね，僕はだめだと思う（清水さん夫妻はだまって小さく何度かうなずく）．どうしてだめかっていうと，その前提がますます強くなってっちゃうでしょ．」

「うーん，そうですね．」

「でしょ．それは好ましくないよね．」

「あまりそこまで考えずに，他に人が使っているのを見て，そろそろ買い替え時だな，と．自分が乗り降りが楽なように…」

「わかってるよ．でもそこのところを考えないといけない．二百数十万円を，そういう（奥さんが常に元気だという）揺るぎない前提のもとで（使ってしまう）っていうのがダメよ．清水さんのところはお金もあるし，奥さんも元気でいいねっていう話になっちゃうのよ．」

忠彦さんは「考えていませんでした」と答えました．今井医師は，さらに続けます．

「『ヘルプ』が増えてきたときに，個人に集中しないようにしないとダメ．より多くの人に頼むようにならないと．ヘルパーだって，「特定のヘルパーがいい」って偏ると，その人が抜けたときにどうなるのかという問題ですよ．さっきの車の話に戻るとね，外へ出るというときに奥さんがすべてかかわりながらという発想がある．そこを越えなきゃイカンと言ってるわけ．」

忠彦さんは，納得したように「(自分は) それが当然だと思っている」と答え，今井医師は，それにかぶせるように「だよね．それがいかん」と言いました．

その後，今井医師は，自分も出席していた研究会で忠彦さんが体験発表をした時のことを持ち出しました (巻末資料：講演 (3))．あの時，奥さんとじゃなくて，野村さんと檀上に上がったでしょ．ああいうの，素晴らしいよね．

忠彦さんは，わりと最近 (広子さんに) 素知らぬ顔をされるんですよ，とやや冗談めかした調子で答えました．そして，その2か月前の講演 (講演 (2)) でも，実は広子さんに知らんぷりをされ，そばにいた中川さんに頼らざるをえなかったというエピソードを語りました．私が甘えん坊だということなんでしょう，と．

すると今井医師は，たたみかけました．そう，発想が根本的に間違っているよ．発想が普通すぎる．それが車の購入に表れている．疑問を持っていなかったのが何よりまずい．それを指摘する人もいなかったでしょ．

忠彦さんは，神妙な様子になりました．はい．そこまで言われるとは思っていませんでした．

今井医師は，広子さんに対しては，次のように言いました．奥さんはここに来ていろいろなことを感じ取っていかれたのではないでしょうか．前回 (2回目の診察)，ご本人以上に明るくなられた．今日の話は，奥さん，参考になりましたか．すると，広子さんは，こう答えました．

「自分の考えを改めないといけない部分もあるんだな，と思いました．」

「いえ，今の奥さんの考え方の方向性でよさそうですよ．自信もってやってくださいよ．」

「じゃあ，主人に冷たく冷たくしなきゃいけませんね.」
「一見そんなふうにね.」

これが，2008年４月に行われた３回目の診察でのやりとりでした．問題となった福祉車両ですが，これにはさまざまなものがあります．清水さんが購入したのは，助手席が回転し車体の外まで出てきて乗降を助けるもの（助手席リフトアップ車）でした．後日談を言うと，これは忠彦さんにとって役に立つものではありませんでした．というのも，助手席のシートが忠彦さんにとっては硬すぎて座っていること自体が苦痛だったうえに，リフトを動かしている間自分で身体を支えていられることが既に難しくなっていたからです.

もちろん，このタイプの車を重宝している人もいることには注意が必要です．この場面で問題になったのは，福祉用具の良し悪しではなく，その背後にある忠彦さんのキャラクターです．先ほども述べたように，当初から今井医師は，広子さん以外の介護力を開拓し，妻に頼りすぎないような「私」になるべきだという提言を行っていました．それなのに，このタイミングで福祉車両を買うという計画は，今後も広子さんの運転に頼りながら外出をし続けることを，忠彦さんが想定していたことを暴露しました．これは，妻に頼りすぎないキャラクターへの変容を目指すという方向性に逆行しています．だから今井医師は，強い調子で批判したのだと考えられます.

他方，今井医師は，忠彦さんが体験発表の際に，広子さんの手を借りずに登壇したエピソード（第５章第４節で述べた，広子さんと離れて座るようになった出来事のひとつ）を語り，褒めています．これも，自分が提言しているキャラクターと合致するエピソードだからあえて取り上げたと理解できます．それに対して忠彦さんは，講演の際に広子さんに頼らなかったエピソードを語って応じています．ただし，そこでの語り口は，妻が手を貸してくれないので仕方なく他の人に頼ったという語り口になっています．自分が妻を頼らなかったと格好良く語るのは照れ臭い，と忠彦さんが感じていたという解釈もできます．が，今井医師が提言したキャラクターとは正反対の，妻に頼るキャラクターを手放してはいない語り口にも見えます．自分は本当のところは妻に甘えたい人間なのだ，と.

自分のことを「甘えん坊」と性格づける一方で，妻に頼らない「私」への転換は留保する．こんな忠彦さんに業を煮やしたのか，今井医師は「発想が間違っている」「発想が普通すぎる」とややヒートアップした批判を行っています．非常に鋭い言い方になっていますが，その直前の忠彦さんの物語（妻に頼るキャラクターを前面に出すこと）が引き金になったとも考えられます．

4　変わる家族の性格づけ
――広子さんとの関係について――

第4章第1節では，忠彦さんが，自己物語の中で広子さんを「何でも話し合える」人として性格づけていました．他方，第4章第2節では，今井医師が異なった視点から広子さんを性格づけようとしていました．すなわち，自己犠牲的なキャラクターから，介護を背負い込まずに自分も楽をしようとすることができる，ある種の自己本位的なキャラクターへの変容を提言していました．これらの点に関して，広子さんと忠彦さんはどのような過程をたどっていったのでしょうか．

2007年ごろまでの日本ALS協会富山県支部の定例会では，広子さんは，自己紹介および近況報告として，次のような表現を繰り返していました．「ずっと彼に付き添っています．24時間」．それでも，第5章第4節で述べたように，2007年の秋ごろから2008年にかけて，忠彦さんも広子さんも，今井医師からの提言と一致する方向への変化を意識しているように見える出来事が散見されました．

しかし，それからしばらくたつと，どうも様子が違ってきているように思われる場面が目につくようになります．2009年1月25日に行われた日本ALS協会富山県支部定例会でのことです．はじめは，いつものように，参加者が順に自己紹介や近況報告を行っていきました．その中にひとり，夫がALSであるという，年齢は50代か60代ぐらいに見える人がいました．聞けば，夫の介護を妻が一手に引き受けており，そのことで先行きの不安を感じているとのことでした．司会をしていた織田昌代さんは，介護保険を利用してヘルパーに来てもらうことは考えないんですか，と質問しました．するとその女性は，夫が他人を家に上げたがらなくて……と口ごもりました．すると織田さんは，清水さん夫妻に向かって，清水さんはどのようにしておられますか，と聞きました．広子さんは，何もしていないが，できるだけ「手を抜く」ようにしている，と答えました．24時間ずっと世話していたら疲れるでしょ．だから呼ばれても聞こえないふりをするんです．

隣に座っていた忠彦さんも次のように述べました．自分も，初めて訪問入浴サービスを利用したときは，他人に入浴させてもらうなんて，とカルチャーショックを受けた．しかし，じきに慣れた．そもそも，自分は入浴介助については，妻はともかく娘となると抵抗感があるから，かえって他人の方が利用しやすいところがあると今では思う．やはり社会資源は利用した方がいいと思いますよ．

ここまでは，以前の二人の語り口とそう変わらぬものでした．ところが，忠彦さんは，それに続けて次のように言ったのです．さっき妻は「手を抜く」って言ったが，先日トイレで（忠彦さんが）転倒してしまい，それ以来トイレに行くときに恐怖心が出てきてしまった．そのため，いつも女房に付いて来てもらっている．だから，「聞こえないふり」と（妻は）言ったけど，私はトイレの回数が多いから，そうはいかないところもある．今はデイ・サービスに行く週１日（金曜日）の４時間が妻を解放してあげられる時間．それ以外は24時間介護．このように忠彦さんが語りました．これに対して，広子さんが異論を唱えるようなこともありませんでした[5)]．

この場面で何がおこったのでしょうか．広子さんが語った内容は，「手を抜く」という言葉に表れているように，先に述べた，介護を背負い込まずに自分も楽をしようとすることができる「私」の性格づけ，つまり今井医師に提言された通りの自己本位的なキャラクターになっています．「呼ばれても聞こえないふり」をするという，一見すると冷たい対応にも見える行為は，その前に，夫が他人を家に上げたがらないと語った参加者を多分に意識して語られた可能性があります．すなわち，たとえ夫が妻の介護を要求したとしても，それに応えてあげるのが当然と思い込む必要はない，という提言が込められていたのかもしれません．その後の忠彦さんの語りも，少なくとも途中までは，初めは抵抗感があったが結局家族に介護を頼らないようになったという筋の物語になっており，広子さんの自己呈示に呼応したように見えます．

問題は，その先です．忠彦さんは，広子さんが行った「手を抜く」という自己の性格づけと矛盾する事実，すなわち，自分がトイレに行くたびに広子さんを呼んでいる（だから，実際には手を抜けない状況になっている）という事実を自ら暴露したのです．いったんは足並みをそろえたかに見えた二人の物語は，ここでずれを露呈しています．忠彦さんからすれば，広子さんが決して「手を抜く」ことに成功していないことをあえて暴露することによって，彼女自身もまた現在進行中の悩みを抱えていることを明らかにしたかったのかもしれません．いずれにせよ，おおよそ2007年から2008年ごろにかけて，二人が，今井医師の呼びかけに応えるように，二人三脚で進めようとしていた性格づけの変更が，少なくとも2009年に入るころには，維持し難くなってきているかもしれない様子がうかがえます．

このことに対応するひとつの痕跡が，忠彦さんが行った講演にあります．2008年８月１日に保健師養成課程の授業で行われた講演（巻末資料：講演（4））を準備する際，彼は私たちに一度，準備段階のスライドと読み上げ用原稿を，講演の10日前にファイルで送って相談してくれたことがありました．そこには，それ以前の講演にはなかった「呼吸器について」というスライドが現れます[6]．その準備段階の読み上げ用原稿では，以下のようになっていました．

> 自分がALSと知った時は，何も考えず人工呼吸器は着けずに逝こうと思っていました．*私が息苦しさを覚えたときは，まだ先のことと思っていた人工呼吸器の装着という問題が大きくのしかかってきた．妻とはこの問題について一度話し合わないといけないと思っていたが，一生懸命介護してくれる妻を見ていて，もし私が人工呼吸器を着けないと言ったときの妻の反応が怖くなかなか言い出すことが出来ずにいた．そんな時，集いで知り合ったご遺族の方に相談することを思いついた．人工呼吸器を着けないことを知らされた時の気持ちを教えて欲しいとメールでお願いした．その方からは，メールでする内容ではないので何処か外で話できますか，と連絡があったので外で会うことにした．この頃は車の運転を止めていたので一人で出かけることが出来ず，妻に連れて行って欲しいと頼んだ．妻は，どこへ行くのか？　誰に会うのか？　何の話か？　と詰問した．これまで*

は，どこへ行くにも二人一緒で行動していたので，妻の疑問も当然であった．妻の追及に耐えられず白状することになった．「呼吸器を装着しないと聞かされたときの気持ちを聞いてみたかった」と．でも妻は「これは人に相談して決めることではないし，それよりも先ず私に話して欲しかった」と泣き出した．「これは，聞かされたときのママのショックがどれほどのものか想像できないので，相談することにした」と答えた．妻は泣きながら「パパがもっと生きたいと思えば呼吸器を着ければいいし，そんな不自由な思いで生きるのが辛いのであれば着けなければいい．どちらにしてもパパの決めたことにはママは従う」と言ってくれた．そこで，その方に理由を話し家にきてもらい，色んなことを話し合った．これまでは，二人のときはALSのことを持ち出すのが何か怖くなかなか話を切り出すことが出来なかったが，この事があってからは何でも話し合えるようになった．（平成）18年10月，今井先生の講演を聞いたのがきっかけで12月に宮城病院へ出かけました．先生との会話の中で，「私は呼吸器を着けないつもりですが，苦しい・痛いに負けて着けるかも分りません」と話したところ「清水さん，それは違う．呼吸器を着けるということは，それまでの自分が一度死んで新しい自分に生まれ変わり生きる目的を持つことの出来る人が着けるべきであり，そのためにも本人が生きる動機（生きる力）を持つことが大事」と言われ，自分のそれまでの安易な考えに衝撃を受けました．また「自律と自立」についても，「呼吸器を着けても出来ることは多いので，自分の出来ることを見つけていけばいい」と話して頂き，呼吸器を着けても出来ることは沢山あることを知りました．それと，入院中の患者さんを紹介されお会いしましたが，その方の生き方にすごく感動し勇気をいただき，それからも携帯メールで連絡を取りあっています．それでも，それから富山県支部作りの活動に携わるようになり，また多くの人たちと交わるようになり考え方も少しずつ変化し，着けないという気持ちは無くなりましたが，どちらかといえばまだ着けない方にスタンスを置いていました．

斜字（背景グレー）になっている部分は，第４章第１節で引用した，難病ネットワークとやまの会報（第5号，2007年8月14日発行）への投稿の一部分と同じ内容です．事前に送られてきたファイルでは，この部分だけ赤字になっていましたが，その後実施された講演では，すべてカットされていました．この「呼吸器について」というスライドは，その後の講演でも用いられていますが[7)]，それらにおいても，やはりこの部分はカットされています．

他のスライドに比べて文章の量が多く，話が長く複雑になるからという理由で忠彦さんはカットしたのかもしれません．しかし，この部分が，少なくともこれらの講演で語りたい自己物語の中において，たとえ他の部分をカットしてでも残したいと思わせるほどの重要性を失っていた，と考えることも可能です．つまり，広子さんの「手を抜く」性格づけを夫婦で足並みをそろえて行いにくくなっていったのと並行して，「何でも話し合える」人という性格づけも，自己物語において後景化（背景に退くこと）していったようにも見えます．

5　居場所づくりの苦労

この節では，忠彦さんの福祉サービスの利用に目を転じます．第5章第4節で述べた通り，2008年4月ごろには，忠彦さん（要介護4，身体障害第1種1級）のサービス利用（医療保険も含む）は，週1回のデイ・サービスの他，訪問介護（入浴，週5回），訪問看護（週1回），在宅マッサージ（週1回），作業療法（通院，週1回）となっていました．しかし，第5章第5節で述べたように，2008年9月に忠彦さんが話したところによれば，当時彼が通っていたデイ・サービスは，胃ろう造設後の継続利用に難色を示していました．

かくして，清水さんはそのデイ・サービスとは別の場所を探る必要に迫られていたわけですが，しかし，なかなか進展はありませんでした．たとえば，講演（4）では，講演の後に質疑応答が行われましたが，その中で彼は，デイ・サービスは，自分より高齢者が多くて話が合わないし，何かゲーム等やっていても手が動かない，と語っています．ただ，自分がデイ・サービスに行っている間，家族が楽になるのはよくわかる，と．そして，この先症状が重くなってからでは，受け入れてもらえるところはないのではないか，と不安を語っていました．この「どこも自分を受け入れてくれないのではないか」という言葉は，この後何度も口癖のように聞かれた言葉です．

膠着状態が続くにつれて，広子さんのストレスも累積していきました．たとえば，2008年４月に今井医師のもとを訪れた３回目の診察では，自分たちの親世代の介護は，母親がひとりで背負い込むようなものだったと広子さんは語り，「それを見ていたから，（忠彦さんも）自分にもそうしてもらうものだと思ってるんだと思うんですよ」と述べました．また，その４日後に行われた「清水さんの会」（第５章注３参照）では，家庭の話題になったときに，「うちなんかは『妻はこうあるべきだ』っていう感覚だから」と言って忠彦さんを揶揄する場面も録音に残っています．これらは，いずれも和やかな会話の中での一言であり，深刻なSOSには見えません．しかし，介護サービスの利用を拡大していた2008年４月ごろ，広子さんは既に，後々問題になる忠彦さんの自分への依存度の高さについて既に感じ取っていた，とも読めます．

ここで私たちは，忠彦さんの最も微妙で複雑な部分，もしかすると本人にも意識されなかったかもしれない矛盾に接近しなければなりません．一方では，福祉サービスの利用に積極的に取り組み，介護を家族に頼りすぎない物語を編みあげようとしていた忠彦さん．しかし，その一方で，2008年４月の診察では，今井医師から，買い替えた車の運転を広子さんが続けることを当然視している点を批判されました（本章第３節）．これらは，同じ時期に並行しておこっていたことであり，忠彦さんの「介護を家族に頼りすぎない私」と「介護を家族に頼る（ことを当然と思っている）私」という正反対のキャラクターをそれぞれ示しています．

後者の依存的なキャラクターに関しては，このような出来事もありました．2009年秋に忠彦さんがコミュニケーション・エイド「伝の心」を導入した時，織田昌代さんは清水家を訪ねて，これでテレビも自分でつけられますね，と言いました（伝の心は，家電のスイッチを操作できるように設定できる）．すると，忠彦さんは，パソコンがテレビの前にあると邪魔だから，その機能は使わない，と答えたとのことでした．これはつまり，テレビのスイッチ操作をすべて広子さんに行ってもらおうと彼が考えていたことを示しています．この出来事は，今井医師による３回目の診察から，さらに１年５か月ほどたった後のことです．このようにして，広子さんに依存するキャラクターは根深く維持されていたように思われます．

周囲の人たちの間にも，膠着状態による閉塞感がただようようになっていました．2008年９月，野村明子さんは私との会話の中で「もうちょっといろいろと出ていくかと思ったんだけど……停滞しているみたいで，どうなるのかなと思う」とつぶやきました．彼女は，先だって清水さん夫婦の間に諍いがあったことを聞いていました．

その１か月後，清水さんの訪問看護を担当している長谷川実奈子さんと話をする機会がありました．彼女は，清水さんが2007年に訪問看護を導入した時から，中断をはさみつつも継続的に関わっており，特に医療に関する話を最も相談しやすい存在でした．その頃，長谷川さんは，勤務とは別に，時折忠彦さんのいない時間に清水家を訪ねて，広子さんと話す機会を作っていました．忠彦さんのいないときにこそ話せる時間が必要なのではないかと考えていたからです．「もちろん，逆に疲れさせている危険もあるんですけどね」と彼女は控えめな留保をつけながら，この頃の広子さんの疲労について，次のエピソードを語りました．近ごろ夫婦喧嘩があり，広子さんの方からショート・ステイを使ってほしいと忠彦さんに言ったところ，忠彦さんは「自分を受け入れてくれるところなんかない」と答えた，と．でも，と長谷川さんは残念そうに続けました．自分の勤務先（当時）でさえ，受け入れる可能性があるのに．忠彦さんは一度そこを利用したことがありましたが，施設職員には何も言わずに，後で長谷川さんに「コーヒーを飲みたかった」と言ったといいます．長谷川さんは，その時にいたスタッフはたいへんいい人だから直接言えばいいのにと思い，忠彦さんに，ショートステイに関する要望を書くことを提案したが，その後３週間ぐらいたった今も音沙汰がない，とのことでした．

さて，このように，忠彦さんの中では「どこも自分を受け入れてくれないのではないか」という思いが強かったようですが，それでも他方では「何とかしなければ」と考えていた様子もうかがえます．2008年11月の日本 ALS 協会富山県支部定例会では，「自分もいろいろと考えていかなくてはならないと思っていて，ショートステイを使おうかなと考えてます」と語っています．しかしそれに続けて「でも，いまの一番の心配は，こんな身体の動かない私を受け入れてくれるところがあるのかな，ということです」とも述べていました．それから約1か月後の定例会では，参加していた他のALS患者が，既にショートステイを使った経験があることがわかりました．隣に座っていた野村明子さんに「ちょっと！」とつつかれた忠彦さんは，少し慌てて「いえ，私だって行く意思はあるんですよ．向こうが受け入れてくれるかという問題がね」と答えました．その後しばらくして，そのALSの人が，施設では自分は嫌がられているような気がする，と言いました．すると忠彦さんは，それはよくわかる気持ちだと答えました．ALSの人は自分では何もできないから，引け目を感じずに強い気持ちを持っていればよいが，そうでない場合は，やはり気が引けてしまう，と．

2008年末，清水さん夫妻はこれまでに利用したことのない複数のデイ・サービスを訪れ，見学しました．しかし，その印象は，決してよいものではなかったようです．2009年1月に行われた日本ALS協会富山県支部定例会で，司会の織田昌代さんに「どうでしたか？」と聞かれた忠彦さんは，周りは認知症で自分よりも高齢の人が多い，そうすると自分は一日じっと座ってばかりになって，気がおかしくなりそうだ，と答えました．自分もああいうところに行ってみたいという気持ちはあるし，今（週1回）通っているところは入浴させてもらえるので，そのために行くという目的を持てるんだけど……．広子さんも，波長を合わせるように言いました．確かに行ってもらえば楽というのはありますよ．ただ，実際に見てみると，ここに主人が一日いるとどうなるかなと考えてしまうんです．「ああ，今日はデイ・サービスだ」と楽しみに行ってもらうのならいいけど，「今日はデイ・サービスか」と嫌々行かれても，精神的には楽になりませんから．すると，それを聞いていた他のベテランの家族介護者が，こう反応しました．あんた，愛しすぎやわ．もっと離れんと．他人にならないとやっていかれんよ．

2009年の夏ごろから，ついに忠彦さんはショートステイを利用し始めました．これによって広子さんの旅行も実現しています．2009年8月の定例会では，彼はこのように語っています．「あと何回食事すれば帰れるかな」と指折り数えて帰宅のときを待っている．やっぱり家が一番．それでも最近ショートステイを積極的に利用したいと思うのは，利用することで患者のニーズをうったえていきたいから．

その一方で，彼は当時利用しはじめた施設を，とても気に入っていると，2009年９月の定例会で語っていました．そこは個室で，胃ろうにも対応してくれる．消灯時間がなく，朝食も好きなタイミングで食べてよいので，初めてゆったりと自宅と同じように過ごせた．ここだったら，と思う．

しかし，2009年秋ごろには，清水さん夫妻を苦しめた夜間頻尿の問題によって，快適な居場所になりかけていたショートステイの継続利用にも暗雲がたちこめてきました．夜23時～24時ごろに就寝して，深夜１時間半ぐらいで起きてトイレに行くのがこの頃の忠彦さんの習慣でした．その時，広子さんは，付き添いのために起こされます．同じことが，朝までの間に，さらに数回．これには広子さんも，さすがに参ってしまったのでしょう．定例会でも「あれでは，人格も変わってしまいますよ」と隠さずに不満を表明する場面が目につくようになりました．

忠彦さんが頻繁にトイレに行くので，夜勤スタッフで対応しきれない，夜間だけでもおむつにしてもらうことはできまいか，という打診が施設側からなされました．しかし，これには忠彦さんが，首を縦にふりませんでした．もともと彼は，広子さんによれば「トイレでなければ，おならもできなかった」という潔癖な一面があり，過去にはおむつを試したこともあったが，頑張ってみても一滴も出なかったといいます．忠彦さんは，訪問医に相談のうえ，睡眠導入剤を処方してもらうことにしました．その結果，最初の日は５時間続けて朝まで眠れましたが，しかし次の日からはやはり（早いときは）１時間半ぐらいで目が覚めてしまうようになりました．そして，事態は膠着状態のまま，ショート

コラム⑩

「自立性」を守ることと手放すこと——排泄に関する問題——

忠彦さんの場合，夜間の頻尿は，ショートステイの継続利用が困難になる要因となり，居場所を開拓できない展開につながっていきました．この本では，その原因を解明することはできませんが，夜間あまり眠れなかったことや，トイレまでの移動に関する不安（「早めにしておかないと間に合わないかもしれない」）などが関係していた可能性はあるかもしれません．こうした

さまざまな可能性があることをふまえたうえで，ここでは，私たちにとって排泄が身体に刻み込まれた常識的知識としての側面をもっていることに着眼したいと思います．

私たちは，生まれた後さまざまな基本的な行動を刷り込まれ，自分のものとすることによって，社会的な存在となります．ピーター・バーガーとトマス・ルックマンは，ジョージ・ハーバート・ミードの理論を摂取して，「第一次社会化」という言葉を提出しています（Berger & Luckmann 1966）．「社会化」とは個人が社会の一成員となることを指し，そのうち「第一次社会化」は「個人が幼少期に経験する最初の社会化」を指します（Berger & Luckmann 1966=1977: 221）．この概念を出発点にして，次のように考えてみます．

「社会化」概念がもつひとつの含意は，発達の早い段階では養育者など限られた他者の視点を取っていたものが，やがて集合的な生活に入って過ごす中で，特定の他者の視点を必ずしも媒介させない社会的な規範もしくはルールとして身につけるよう図られる，という点にあります．これには，特定の他者に言われたり期待されたりしたことをそのまま実践してみて是認される経験を積み重ねるというパターンもあるでしょうし，逆にスムーズにいかず何らかのリアクションによって軌道修正を図るパターンもあるでしょう．バーガーらが挙げる例として，「スープをこぼすといつも親は私を叱る」と認知していた幼児が，やがて集合的な営みの中で「人はスープをこぼさないものだ」という観念を自らの中にもつようになるという事態があります．ここで「スープをこぼす」に「便をもらす」を代入すれば，直ちにこの本が扱う例になります．特定の他者の視点を離れることができるということは，どのような他者との間であっても守れてこそ社会の成員である，と私たちが考えていることを示しています．

もうひとつの含意は，バーガーたちが「第一次」社会化と呼んだ点に関わりますが，このような社会的な規範は人間生活の基礎的な層に位置するものであり，私たちの身体によって表現され続ける，という点です．排泄に関していえば，適切な時間と場所でのみ排泄を行う身体を他者に示し続けることによって社会の成員として認められます．このような営みを長期間続けるということが，私たちの身体に「刷り込まれる」ということだといえます．

このように考えると，しばしば漠然と「排泄の自立性」として考えるものは，私たちが社会を営むうえで広く，そして内奥に深く組み込まれていることがわかります．したがって，病いや老いに際して突き当たる排泄の問題は，第一次社会化の再調整の問題としてとらえることができます．刷り込まれた排泄の自立性は，非常に根が深いものです．私たちは，幼い頃「おむつに排便しないことが望ましいが，しかし場合によってはおむつに排便することが望ましいこともある」と教えられることはないでしょう．あくまでも「おむつを必要としないことがよいことだ」とだけ教えられます．そうして成長し，長きにわたって社会の成員として過ごし，ある時「おむつをしないことが望ましくないことだ」と言われる．このような事態について，どう考えたらよいでしょうか．さまざまなアプローチが考えられますが，ここでは現にいる「刷り込まれた人」を前にどう対するのかという観点で，考えられる方向性を試論してみます．

ひとつは，その人に刷り込まれた「自立性」の観念もしくはイメージを極力尊重しながら，それが実現できるようなサポートを行うことが重要と考えられます．たとえば，トイレまでの往復の移動は「自立的な排泄行動」に含まれると，おそらく私たちは（しばしば漠然と）イメージしていると考えられます．しかし，少し見方を変えると，随意運動としての排泄に前後する行動と切り離して考えることもできます．すると，移動の部分さえ他人に手伝ってもらえれば，なお自立的な排泄行動はできる，といえるでしょう．このようにして，部分的に補助してその人の「自立性」の観念もしくはイメージを極力守る，そのために必要な支援を手厚くする，というのがひとつの方向性だと考えられます．

このような「自立性」の観念は，環境（ここでは介護者たち）の側に手伝える余裕がなくなると，そしてそのことが当然視されると，なおざりにされやすくなると考えられます．したがって，これは非常に重要な方向性です．

しかし，そのことばかりを追いかけると見えなくなる部分もあるように思います．先ほどの例では，トイレまでの移動だけが問題でした．しかし，衣服，とりわけ下着の着脱や，便座に座ったり立ったりする動作も他人の手を借りるとなると，どうでしょうか．おそらく，比較にならないぐらいの抵抗感が発生するのではないかと考えられます（個人差はあるかもしれませんが）．こうした局面においては，「自立性」の観念もしくはイメージを守り続けるのはもはや現実的ではなく，むしろそれを解体し手放していくことが必要になると考えられます．それは非常に難しいことでしょう．なぜなら，それは第一次社会化において私たちに刷り込まれたことだからです．そこには本当に「諦め」しかないのでしょうか．自立性を守る努力が重要であるのと同様に，自立性を手放す妥協的なプロセスについて，どのような他者とのやりとりがありうるのでしょうか．

いずれにせよ，先ほども述べたように自立的な排泄ができなくなっていく過程の問題はすぐれて社会的な問題であり，この本の考察においても，公的支援制度の限界におけるキャラクター変容の可能性を考えていくうえで，見逃せない要素になります．今後，人間の自己に関わる問題として，さらに焦点をあてられるにふさわしいトピックではないかと思います．

ステイの継続利用にも目途がたたなくなりました．

6　難病合同相談会にて

今井医師の３回目の診察を受けてから間もなく１年になる2009年４月，「清水さんの会」（第５章注３参照）で，忠彦さんは私たちに，今年は今井医師のもとを訪ねないと告げました．理由としては，滞在中のホテルで普通食が食べられないから，そして医療費支払いと還付の手続きが（他県であるため）複雑だから，という２点が挙げられました．私は，その時は，いずれにせよ予定がはっきりしたことで安堵したのですが，少し引っかかるような感覚も持ったのを覚えています．後から思えば，これは忠彦さんが今井医師を自己物語の聞き手としては遠ざけるようにかじを切った出来事だったといえるかもしれません．

2009年11月14日，NPO 法人難病ネットワークとやまの主催によって「難病合同相談会」が開催されました．この事業は，さまざまな難病に関する相談が，大きなフロアにあるブースで受けられるようにしたイベントでした．医療相談，ピアによる生活相談，ケアマネージャーによる介護ならびに介護保険に関する相談，医療ソーシャルワーカー・社会保険労務士による医療福祉・障害年金相談など，さまざまなブースがありました．今井医師も招へいされてALSに関する相談のブースをかまえ，また患者会もブースをかまえることになりました．

相談会に先立つ日本ALS協会富山県支部定例会（2009年10月25日）では，当然この相談会のことが話題になりました．忠彦さんは，他の患者と家族に対して，今井先生はALSがご専門ですから，やはり今井先生に相談するのが妥当だと思いますよ，と推薦の弁を述べました．ある人は，既に今井医師への相談を申し込むつもりであり，他の人は「支部長のご推挙ならば」とその場で決断しました．広子さんも，今井医師への相談を希望すると表明しました．散会後，私は，広子さんに同席と録音の許可を願い出て，了解を得ました．ところがその時，隣にいた忠彦さんは「私は相談することは特にありませんから．行くのは女房だけです」と言いました．そして，少し脇の方を向くようにして，ぶつぶつと「相談することはない．あとは人工呼吸器を着けるかどうかなんだから」とつぶやきました．私も広子さんも，その場にいた人同士で思わず目を見合わせる格好になりました．

相談会当日，忠彦さんは，前言通り今井医師に近づこうとはせず，会場内の少し離れたところにある患者会のブースがあるところに居続けました．そこに医療ソーシャルワーカーが近づいていき，二人はそこでしばらく話していました．後で忠彦さんから聞いたところでは，気管切開をともなう人工呼吸器（TPPV）の採否について考えを聞かれたとのことでした．「これから呼吸が弱くなってきたら？」という問いに対して，その頃の講演で言っていたのと同様に「それもわからない．弱虫かもしれないが，自分で決められない．呼吸器を着けて介護が10年，15年になるのは妻にとってどうなのだろうと思う反面，死ねば家族は悲しむかもしれない．どっちがいいのか，と思う」という返答をした，と忠彦さんは言いました．

結局，今井医師との相談は広子さん単独で行われました．

「今日の相談内容は？」

「介護疲れ.」

「何が原因だと思う？」

「24時間，365日だから．このごろ，主人の時間ばっかりなんですよ．私の時間はゼロ.」

「わかりますよ.」

「もう，どっかに捨ててきたいです（笑).」

「そういう話（を本人に）した？『どっかに捨てたい』って.」

「たまに腹がたってきたら，ポンと言うんですけれども，やっぱり，本人はすごく傷つくんですよね．もう，私が頼りって感じでしてますから.『あんたが死ぬときには，自分を殺してから死んでくれ』って言うんですよ.『それぐらいのエネルギーがあったら死なないよ』って言い返すんですけど（笑).……呼吸器，いま迷ってるみたいですけど，私，正直，着けてほしくありません．だけど夫にそれは言えません.」

「どうして言えないの？」

「いや，私が着けてくれるなっていうと『死ね』っていうことですよね.」

「そうじゃないよ．本人は，あなたの意見を参考にはするけれども，それは本人が決めることだよ.」

「『着けてほしくない』って言ってもいいんですか.」

「いいですよ.（中略）あのね，そういうやりとりをして，本人がそれでも自分が人工呼吸器を着けていこうと思うんだったら，着ければいいの.」

「私，そうして決めてくれればいいけど，いやあ，私に見放されたらもう着けないわって感じになると思う.」

「その場合は，しっかり病院でみてあげるから心配しないで.」

「私，最終的には主人が決めることだって（思ってるんです)．私はそれにタッチしたくないんですよ.」

「そう（だろうと）思いますよ．だから，そういうやりとりを，話をしてあげるから．奥さんだけじゃできないんでしょ.」

「絶対できません.」

「だから，うちの病院に置いてくれれば，してあげる.」

今井医師は言いました．今のままでは夫婦ともだめになってしまう．いったんご主人は頭を冷やし，奥さんも楽になって，お互いに考える必要がある．だから，ご主人をひとりで介護タクシーでうちの病院に送りこみなさい．

ところが，具体的にいつ実行するかという話になると，広子さんにためらいの色が見え始めました．ちょっと，さみしいかな．冬なら雪が心配だ．では３月ではどうか．何と言って送り出せばいいのかわかりません……そんなやりとりをひとしきりした後，彼女はぽつりと言いました．私もずるいのかもしれない．

「精神面が（夫は弱い）．私も弱い方だし．」

「奥さんは別に弱い方ではないんだけれども，ご主人が弱いからこそ自分が何とかしなくちゃって思いすぎなんですよ．ご主人が弱いって思いこんでる．」

「そうです．」

「そこが問題．本当に弱いのかどうかは谷底に落とさないとわからないのよ．今までは，谷底に落ちそうになったのを，ハンモックのように包んできたわけだよ，落ちないように．体力・精神力の限界まで一緒に二人で落ち込むっていうのは，避けないといけない．だから，ちゃんとトレーニングを受けさせないといけない，彼に．今まで守ってきたわけよ，トレーニングを受けなくてもいいように．一見守っているようで，実はトレーニングを受けさせてこなかったのよ．だから，トレーニングを受けさせる（今が）ラストチャンスなのよ．」

今井医師の言葉に熱がこもってきました．広子さんは，しばらく間をおいて，「何月になるかは分からないけれど……そういう道もあるということはわかりました」と答えました．

こうして相談は終わりました．広子さんが去るのを見届けながら今井医師は，隣にいた私に，今は夫婦間の距離を少し離した方がいい，とささやきました．

7　事前指示書

それから数日たった2009年11月17日，野村明子さんが別の用事で私の研究室を訪ねてきました．雑談が始まると彼女は，清水家で家族会議が開かれたらしいですよ，と言いました．広子さんが，自分としては人工呼吸器（TPPV）を着けないでほしいと思っているが，そのこととは別に自分の意思で決めてほしいと言ったところ，忠彦さんは，広子さんの意向云々とは別に着けないつもりだと答えた，とのことでした．

2009年11月26日，忠彦さんは看護学校の授業で講演（10）を行いました（巻末資料：講演一覧参照）．先だって行われた家族会議の話にはふれられず，それまでの講演とほぼ同じ内容でした．講演の途中，忠彦さんは「疲れたから休憩」と読み上げるのを中断し，隣にいた私に向かって「伊藤先生，お願いします」と言いました．私は，残りの原稿を読み上げました．最後まで読み終わると，忠彦さんは，再びマイクを求め，何かを言おうとしましたが，涙がこみ上げてきて，言葉にすることができませんでした．しばらく沈黙が流れた後，何とか「ありがとうございました」と，小さく，しかし涙の中ではっきりとわかるような声で言いました．授業が終わる間際に，忠彦さんは広子さんを通じて再び発言を求めました．先ほどは失礼いたしました．言い訳をさせてください．これまで，最後まで読めるか不安でしたが，何とか読めていました．それが今日はできなかったので，悔しくて泣いてしまいました．でも，先ほどの「これしか　できない　これ　も　できる」（第5章第7節参照）の見方を適用すれば，「半分しか読めなかった」といえば落ち込むけれど，「半分も読めた」と考えれば前向きになれるのではないかと思います．

2009年12月12日，日本ALS協会富山県支部の定例会が行われました．その後，清水さんと私を含む何人かは，富山県難病相談支援センターで開催されたピア・サポートをテーマとする患者の研修会にも参加しました．ところが，忠彦さんは「疲れたから」と言って早退しました．散会後，野村さんは，最近忠彦さんの元気がないのではないか，とその場にいた私と織田昌代さんに言いました．早退する前に，このようなやりとりがあったといいます．忠彦さんが，野村さんに向かってぽつりと「ぼくの生き方，聞いてる？」．野村さんが，人工呼吸器（TPPV）を着けないという決断のことかと聞くと，忠彦さんはそうだと答えたといいます．野村さんは，あの発言はどういう意図だったんだろうか，と少しいぶかってはいましたが，広子さんにだけ言ったことがどれぐらい広まっているのか確かめたかったのではないか，と彼女は考えていました．

織田さんは，講演（10）に参加していました．先ほど述べたように，そこでは忠彦さんが途中で口頭で話すのを断念する一幕がありました．その後，彼女は忠彦さんの車いすをトイレまで押していた時，これからは伝の心を使った講演も考えていかなければならないかもしれませんね，と話しました．すると忠彦さんは，そうだねと答えたといいます．

講演（10）は，テレビニュースにもなっていました．ある患者の家族が，それを見ていました．その人は，初めて忠彦さんに会った後は，織田さんに「（忠彦さんは）進行が遅くてうらやましい」という感想を語っていました．しかし，織田さんがその人に，忠彦さんがレジュメを最後まで読めずに涙したことを話すと，今度は，清水さんの姿に自分はとても勇気づけられましたとコメントしたといいます．これはつまり，最初の頃は，進行の速度を比較する観点でしか他の患者を見られていなかったのが，忠彦さんの生き方そのものを見られるようになった，ということを示しています．織田さんは，そういった周囲の反応を忠彦さんに積極的に伝えるようにしたいと考えていました．

時は一見穏やかに過ぎていくようにも見えました．クリスマス・イヴが近づき雪が降った頃，清水さん夫妻からクリスマスの飾りを見に来ないかという誘いを受けました．家族を連れて訪問すると，広子さんは，子どもたちの成長に大きな声で笑いながら喜んでくださいました．忠彦さんも，口の形は笑顔になりませんでしたが，0歳5か月になった私の娘に向かって，これまで見たこともないぐらいに目をまん丸に開いて微笑みかけていました．玄関の前に飾りつけられた電飾は，トナカイ，星，ツリーなどの形をしており，青，白，黄色の光に染まっていました．セッティングがたいへんだったでしょうと私が言うと，忠彦さんは，女房はこういうのが好きなんです，出す時はともかく片づけるときはさすがに面倒なようですが，と答えました．そうそう，こんなこともやってるんですよ，先生，そこのデジカメをとってください．忠彦さんは，私から受け取ったカメラを何やら操作して，画面を私に見せました．そこには，庭の雪だるまがいました．顔は部屋にあるリラックマの顔に似ていました．その周りには，小さなかまくらのように作った雪の灯篭がいくつもあって，中で灯されたろうそくの明かりがほんのりと淡く，幻想的な美しさを放っていました．

それから２日後の12月21日，忘年会を兼ねた「清水さんの会」（第５章注３参照）が開かれました．全員が集まる前から，清水さんは来た者の順に，自分の意思をしたためた事前指示書を配りました．その文面は以下のようなものでした．

私，清水忠彦は呼吸器を着けない事に決めました．

11月15日，家族３人で今後の生き方，人工呼吸器の装着か否かの話し合いをしました．お互い呼吸器の話を口に出して話すのは今回が初めての事で，なかなか言い出せない話題ですが，いずれ必ず来る事なので避けては通れない事，話し合うのは今が一番と思いました．最初，呼吸器は絶対に着けないと思っていましたが，今までいろんな人に出会い，話を聞き，見たりしているうちに少しずつ考えが変わり，はっきり着けないとは言えなくなって来ていました．しかし未だに自分の「生きる力」「モチベーション」をはっきり見いだせないでいます．朝起きて夜寝るまで車椅子の生活で24時間妻の介護を受ける生活を続けていますがこれも辛く，この生活を10年，15年続ける自信はありません．もし呼吸が苦しくなって救急車で運ばれ意識がもうろうとしている中で，救命が行われ気が付いたら呼吸器が着いていたと言う事になったら後悔すると思います．そう言う事にならないようはっきり意思表示をしておきます．私は呼吸器を着けないで生きます．今後は自宅で緩和ケアを受けながら静かにその日まで生きたいと思います．

妻の本音は「呼吸器は着けて欲しくない」でした．パパのそういう姿は見たくないし，介護もいつまで今の様に出来るかわからない．でも私が着けてほしくないから着けないと言うのは絶対にやめてほしい．パパが着けて生きる覚悟があるのなら自分が出来ることはする．パパがどう生きたいかで決めてほしいでした．

妻は私にとって最高のパートナーであり介護者です．妻は常に完壁を心がけていますが時々辛そうな姿を見せます．

娘は，私には呼吸器は着ける，着けないは言えないでした．娘の気持ちもわかるので私の考えに同意してもらいました．

息子とは帰省した折りに話し合いますが，私の考えをわかってくれると思っています．

この後「2009. 12. 3 . 清水忠彦」という署名．動かない手で苦労して書いた筆跡でした．

この事前指示書は，主治医と訪問医，および私に預けられ，中川美佐子さんと野村明子さんにも見せられました．また，緊急時に救急車を呼ぶと事情を知らずに気管切開されてしまうかもしれないので，そうしないよう明記したＡ４版ぐらいの大きさのカードも作成されていました．この事前指示書を見せたところ，主治医は了承して「レスパイト入院（第５章注４参照）は引き受けるよ」と言い，訪問医は「（急変時には）いつでも連絡ください」と言ってくれたとのことでした．中川さんは，こう言いました．このことで他の人とも話したのだけれど，意見はころころ変わっていい，ということだと思う．もし10分で変わったとしても，誰も責められないし，命にかかわる決断だから迷って当然だよね，という話をした，と．野村さんも，これは「今の」意思だよね，と言いました．すると，広子さんは「変わりませんよ」と言い，忠彦さんは野村さんにも急変時には救急車を呼ばないよう念を押しました．

私は，その場では何も言いませんでした．言えなかったといった方がよいかもしれません．帰宅する道すがら，自分はいったい何が言いたいのだろうか，いったい何を言うべきなのだろうかと考えてみましたが，頭の中を何かがぐるぐると回っているような感じで，とても結論が出るようには思えませんでした．しかし，このまま何も言えないのは卑怯なように思えたし，第一，清水さんが私がどう反応するのか気にするのではないかとも思えたので，翌日になって次のようなＥメールを送りました．

先日は，楽しい時間を過ごさせていただき，ありがとうございました．また，重要な事前指示書を私にもいただきましたこと，深く感謝申し上げます．

お話の内容そのものは，野村さんや中川さんにうかがった断片的な話から，おおよそ予想しておりましたので，驚きはしませんでした．ただ，あの日改めて文書を読ませていただいた後，胸中に去来していたのは，次のような思いでした．何の落ち度もない善良な清水さんが，なぜ人工呼吸器を着けて長く生きるチャンスを自ら断念する決心をしなければならないのか．本当は，何かたいそうな「生きる力」「モチベーション」がなくったって，別にかまわないんじゃないか．こんな思いでいるうちに，悔し涙のようなものがこみ上げてきて，抑えるのに少し苦労いたしました．

帰ってから，清水さんご夫妻と初めてご一緒する直前に，今井先生に所信表明のようなメールを送っていたことを思い出し，読み返してみました[8)]．そこで「私自身もさまざまな気持ちになると予想できる」と言っておりますが，特に精確な予想をしていたわけではありません．今になって，はたしてこういうことだったんだな，と思う次第です．それと同時に，まさに書いた通り，清水さんご夫妻を一貫して支持したいという気持ちにも変わりはありません．

これからも，ご迷惑にならない範囲で，できるだけご一緒できればと思っております．まずは目の前のこととして24日のご講演にご一緒させていただきます．よろしくお願い申し上げます．

このメールに対する返事はないまま，翌々日の2009年12月24日に講演（11）を迎えました．私はこの日，現地である看護学校で清水さん夫妻と会い，控室でしばらく待っていました．その時，忠彦さんは，「先生，こないだはメールありがとうございます．先生の気持ちは十分伝わりました」と私に言いました．私は，はい，と答えました．それ以上の言葉は見つかりませんでした．

講演（11）も講演（10）と同様に，事前指示書の内容は含まず，それ以前の講演とほぼ同じ内容でした．異なっていたのは，この年の秋に導入した「伝の心」（第５章第６節参照）を持ち込み，プロジェクターからスクリーンに映して，学生たちにデモンストレートしてみせたことです．メニューの選び方から始まって，文字入力の仕方を実演し，それを終えて再びメニューに戻り，メールもできるんですよと受信ボックスを開いたところで，２日前に私が送ったメールの題名が見えました．「これは，伊藤先生からいただいたメール」．忠彦さん

コラム⑪

事前指示に何を期待できるのか

「事前指示（advance directives）」とは，日笠晴香によれば，「意思決定能力がある時点で，『将来，意思決定能力を欠く状態になった場合』の治療に関する自らの希望を，通常は文書で（理論上は口頭でのものも含まれる）前もって表明すること」を指します（日笠 2007: 49）．特に21世紀に入ってから，日本でもALSに限らず認知症，あるいは終末期ケア一般において関心が高まり，医療倫理学的研究も進展しました（日笠 2007; 川口有美子 2012; 箕岡 2012; 箕岡・稲葉［2008］2019）．それらはさまざまな指摘を含んでいますが，少なくとも事前指示は他の「契約」の類と同列にとらえられるべきではなく，慎重に取り扱う必要があること，その際，事前指示をめぐってどのようなコミュニケーションが行われるかが，信頼性や有効性に関して大きなポイントになることがわかります．

ホワイトヘッドら（Whitehead, O'Brien, Jack and Mitchell 2012）は，イギリスの運動ニューロン疾患（MND：第1章第4節（3）参照）患者24名，および家族18名（うち10名は遺族）に対するインタヴュー調査によって，事前指示のツールである“Preferred Priorities for Care（PPC：ケアに関する優先事項）”に対する調査協力者たちの評価をまとめています．それによれば，PPCは不安低減のために有効と評価する人がいる一方で，意思が変わる可能性や実行可能性といった点であまり意味がないと思っている人もおり，評価に個人差があることが報告されています．

これらの研究もふまえたうえで，清水さんの経験から私たちは何を学ぶことができるでしょうか．ここでは主に患者の視点に接近しながら，事前指示は患者にとって何が期待できて，逆に何が期待できないのかという観点から整理を試みます．

清水さんが作成した事前指示書は，作成から18日経った2009年12月21日に，私を含む数人に見せられ，主治医と訪問医にも手渡されました．この後，気管切開・人工呼吸器装着の採否を決断しなければならない場面で，忠彦さんがとった行動は，事前指示書の内容と一貫していました．このことから，文書を書くという経験が，忠彦さんに強い一貫性を意識させたと考えられます．したがって，事前指示書は，患者の視点からみると，重大な医療的処置の採否に直面して，影響力のある判断材料となり，一貫した方針を堅持するのに寄与する可能性をもつといえるでしょう．

もちろん，意思変更のチャンスが担保されていることは必要です．忠彦さんの場合，中川美佐子さんは「意見はころころ変わっていい」「もし10分で変わったとしても，誰も責められないし，命にかかわる決断だから迷って当然」と言っていましたし，野村明子さんも「これは『今の』意思だよね」と言っていました．また，この後，忠彦さんが鼻マスクの練習を主な目的とする入院の最中に呼吸不全をおこした後も（本章第8節），何度か意思を翻す機会はあったように見受けられます．このように，少なくとも一度書いたことは変えられないという雰囲気にならないことは重要で，それが前提としてあって初めて患者本人の自己決定を信憑できるのではないかと考えられます．

そのうえで，**事前指示によって自分が望む未来を細部まで実現することは必ずしもできない点**にも注意が必要です．そもそも（この後の第8節で）入院中に呼吸不全が発生すること自体，想定されていませんでしたし，そこで緊急に装着された鼻マスクが（単に空気ではなく）酸素を送り込むものだったことも，その場になって初めて明らかになった方法でした．こうしたさまざまなありうる選択肢をすべて事前に予測し，「もし～のときは，～はしないでほしい」とことごとく書くことは，いかにも非現実的です．このような限界は，たとえ患者が病いに関する情報に精通したとしても，免れ得ないでしょう．したがって，患者の観点から事前指示に期待できるのは，あくまでも拠り所になる「方針の根拠」の域を出ず，自分の終末期を細部まで思い通りコントロールできる手段としてイメージすべきではないと考えられます．

は，実況中継のような口調で学生たちに言いました.「でも，中身は秘密です」.

8　春の雪
――別れの日々――

忠彦さんは主治医のいる病院に2010年２月10日から入院する予定をたてていました．主な目的は鼻マスクの練習でしたが，胃ろう造設の時（第５章第５節参照）と同様に，レスパイトの目的も含まれていました.

入院の３日前，私は清水さん宅を訪れました．その前日に訪問診療があり，睡眠導入剤の効果は続かなかったこと（本章第５節参照）が報告されていました．訪問医からは，胃ろうからの食事を早めにして，夜の水分摂取量を減らすことが提案され，その晩さっそく試されました．その結果，夜中に起きる時間に関してはそれまでとほぼ変わらなかった，と広子さんは言いました．私は，広子さんが疲労困憊しているのを知っていたので，しばらく前に，ALSとは別の難病の人と同じ部屋に宿泊したときのことを話題に出しました．その人は，夜間１時間ないし１時間半の間隔でトイレに行きましたが，動くのに介助が必要なので，その都度私が付き添いました．あれは１日だから大丈夫だったけれども，毎日続けば介護者はきっともたないでしょうね．このように私が言うと，広子さんはすぐにうなずいて「本当．人格変わりますよ」と言いました．すると忠彦さんが，ただこっちも聞いてくれというふうに，レッツチャット[9]に「排泄は尊厳[10]」と入力し，読み上げさせました.

清水さん夫妻は，今回の入院が終わったら，訪問介護サービスなどを増やそうと考えていました．それまでは，第５章第４節や第６章第２節で述べたように，平日は毎日何かのサービスを利用してはいましたが，主な部分は入浴であり，また一日当たりのサービス利用時間は長くありませんでした．それに対して，今度は，訪問入浴を週３回に抑え，その代わりに，訪問看護と訪問介護をつなげるなどして，平日の日中に３時間程度の連続したサービス利用時間を作り出すことで，広子さんの負担をさらに減らそうと考えていました.

こうして，忠彦さんは入院しました．このときはまだ，彼が再び自宅に戻ることがないとは，おそらく誰も思ってはいなかったでしょう．２月18日夕方，織田昌代さんから私に，忠彦さんが意識をなくしたというＥメールが届きました．後に広子さんがこの頃のことを記憶するために書き残したメモの内容も総合すると，２月13日深夜，急激に低酸素，高二酸化炭素の血中状態となり，意識障害が現れたようでした．主治医は，広子さんに，気管切開をともなう人工呼吸器（TPPV）の採否について意思を確認しました．これに対して広子さんは，事前指示書通り「否」の回答をしました．そこで，忠彦さんが受け入れていた鼻マスクを装着して，そこから高濃度の酸素を送り込むという方法が選択されました．

２月18日午後２時ごろ，忠彦さんは意識を取り戻しました．そのときのやりとりについて，広子さんのメモには次のようにありました．忠彦さんは，最初に意識が戻った後しばらくして，そばにいた広子さんと娘さんに何か繰り返し一生懸命言い出しました．それは，広子さんたちには「ジュース」「ジュース」としか聞こえず，少し唖然とした雰囲気になりました．しかし間もなくして，広子さんは「もしかすると，（『ジュース』ではなく人工呼吸器（TPPV）の）『中止』だったのではないかと思い当たり，「パパ，中止って言っているの？」と聞くと，忠彦さんは握っていた手をぎゅっと握り返してきました．「パパ，これは人工呼吸器ではないよ．気管切開はしていないでしょ」と言って，忠彦さんの喉を撫でてみせました．すると，少し落ち着いた様子になり，それ以降は，そうしたことは言わなくなったとのことでした．

私が病院に行ったのは翌２月19日の午前11時半ごろでした．忠彦さんは，口まですっぽりおさまる鼻マスクをして，二人用の病室にいました．隣のベッドはたまたま空いており，そこに広子さんが，ぐったりとしたように座っていました．ベッドサイド右側にはレッツチャットがポールに留められて，やや高いところから忠彦さんを見下ろしていました．その隣には，長テーブルがひとつ，使いかけのティッシュ箱，ポータブルテレビ兼DVDプレイヤーなどが置かれていました．広子さんはレッツチャットを指して，今はもう（意思表示は）あれだけなんです，と言った．時間がかかるから，お互いいらいらしちゃって……．

私がベッドサイドにあるレッツチャットの画面が見える位置に移動して座ると，忠彦さんはゆっくりと，しかしひっきりなしにレッツチャットで私に話しかけてきました．「わたしのみぎがわにいるひとはだれですか」．え，誰もいませんけど.「わたしにははくい（白衣）のひとにみえました」. ティッシュの箱が置いてあって，紙が相当飛び出していますよ．白いものといえばそれかもしれませんね……．しばらくして「つばをとってください」．つばがたまったんですか.「まちがえました」．しかし，しばらくすると「まだみえるのですが．はくいのひとが」．え，白衣の人がですか．おかしいなあ．紙以外だと，壁が白いのと，あとは隣のベッドの大きな枕ぐらいしか白いものは見当たらないんですが…….「あきらめます．そのうちきえるでしょう」．

医療スタッフとのコミュニケーションも，必ずしもスムーズにいきませんでした．ナースコールのスイッチは，掌に握らせ親指で押すタイプのものでしたが，押しやすいように，まるでキノコの帽子部分のように，縁のところまでかぶさったボタンになっていました．しかし，それが逆に仇となって，頻繁な誤作動がおこっていました．忠彦さんは（レッツチャットで）言いました．「おやゆびがつかれてうごかすとなってしまうのです．おおかみしょうねんの心配（何度も誤作動をすると看護師が来てくれなくなるのではないか）」．

翌２月20日，再び意識がなくなったとの知らせが入り，私は病院に見舞いました．忠彦さんは，無言で横たわっていました．目は薄く開いてまっすぐ上を向いており，レッツチャットは部屋の隅へ移動させられていました．鼻マスクをしっかり装着するために圧力がかかり，忠彦さんの鼻の周りには潰瘍（ただれ）ができていました．左の鼻には白い小さな漏斗のようなものが差し込まれていました．これは，奥が長いチューブのようになっていて，舌が喉をふさいでしまわないようにしているとのことでした．これらのことについて私が広子さんと話している間，忠彦さんの目はずっと宙を見ているようでしたが，そのうちに瞳がわずかに横に動くのが見えました．広子さんは「パパ，パパ，聞こえるの？　聞こえたら手を握って」と言いましたが，忠彦さんの手はぐったりと脱力したまま動きませんでした．広子さんは言いました．足も昨日はあんなに動いてたのにね，今日は全然動かないんですよ．

その間にも，時折，看護師が２，３人，交代時の引き継ぎをしたり，確認をしにきたり，採血をしたりと，何度か部屋を訪れました．皆手際よく仕事をしながら，手が少し冷えているからバスタオルでもかけようかと言ってきたり，様子を見て何か広子さんに一言二言話しかけてみたりと，それぞれ気を使っているように見えました．主治医による説明を後で広子さんから聞いたところでは，呼吸は安定しており，血中二酸化炭素の濃度も少し下がっている．瞳孔反射もしっかりしている．ただ，広子さんが，意識は戻りますか，と聞くと，脳がダメージを受けているだろうから，なんともいえない，鼻マスクだけではやはり限界がある，との回答だったといいます．要するに，状況は誰にも予測できない段階に入っているようでした．

私が辞した後，夕方ごろ，忠彦さんの意識が再び戻ったという知らせが入りました．翌21日，病院に見舞うと，広子さんは，前の晩から詰めていたらしく，病室には簡易ベッドが運び込まれていました．昼過ぎからは，レッツチャットも再度設置されました．広子さんの表情には安堵もみられましたが，その一方で，この状態がいつまで続くのだろうかという焦りのような不安も，この頃から感じられるようになっていました．

ここから，一進一退の状態になりました．意識障害が断続的に現れ，肺炎の症状も現れました．２月25日，織田昌代さんは日本 ALS 協会富山県支部の事務的な用件をもって忠彦さんを見舞いました，すると忠彦さんは，支部長としての責任感からか，その頃はほとんど操作しなかったレッツチャットを打ち始めたとのことでした．

２月26日，私が午前10時ごろ病院に到着すると，広子さんは，昨日から（忠彦さんは）よく寝ている，不気味です，と言いました．彼女は昨夜もここに泊まったようでした．「パパ，伊藤先生が来られたよ．私，家に戻ってシャワーするからね」．広子さんが家に戻った後，看護師たちは，断続的に様子を見に来ては，おむつや点滴の交換などをしていました．主治医が回診に来て，肺炎の状態がよくなっており，血液検査の結果もよい．このままいけば，来週，早ければ月曜日から，経管栄養（胃ろう）を始めよう，しばらく使っていないから下痢などおこさないようにしないとね，と忠彦さんに話しかけました．「らいしゅうからたのしみます」．誰もいなくなってから，忠彦さんのレッツチャットには「みずものめるかな」，続いて「こーひーのみたい」と表れました．．

３月５日，私はしばらくぶりに病院を見舞いました．この間，忠彦さんは何度か意識をなくしていましたが，当日の意識は清明で，レッツチャットは，ひっきりなしに動いていました．やはりずっと寝たままの姿勢なのでつらいのか,「まままっさーじ」「せんせいゆびもんで」と求めてきます．理学療法士に，関節などを動かすマッサージをしてもらったり，看護師に（褥瘡予防のために）体位交換をしてもらったりしました．その後，しばらくぶりに，忠彦さん本人も交えてこれまでのことを話しました．すると，レッツチャットに「あのときしんでたららくだったのにざんねん」と表れました．冗談なのか，それとも真面目に言っているのか図りかねましたが，先ほどから盛んに快適さを要求してマッサージを求めていた彼を思い出すと，少しおかしいような気持ちがしました．その時，広子さんは私に，今の状態は気管切開をしたのと変わらないんじゃないでしょうか，むしろそれよりも苦しいんじゃないかと思うんですけど……と言いました．私は，現状としては確かにそうかもしれませんね，と答えました．するとレッツチャットに「きせつしたらすいぶんとれるか」と表れました．一瞬の間があって，広子さんは「いやあ，どうだろう」と答えました．私は「経管栄養ができるような状態にまで早く持ち込めた可能性はあるような気がします」と言いました．するとレッツチャットに「きよひ」という字が表れ，その後，全消去されました．

この頃既にナースコールは外されていました．誤作動が多く，また忠彦さん自身が用件を伝えることも難しくなっていたからです．代わりに，清水さんが自宅で使っていた呼び出しベル（「ママコール」と呼ばれていました）で室内にいる広子さんをまず呼び出してから，広子さんがナースコールを押すという手順になりました．これでナースコールの誤作動はおこらなくなりましたが，広子さんが常にそばについていなければならない必要性はさらに高くなりました．忠彦さん自身も，広子さんを片時もそばから離したがりませんでした．意識が戻ると，寂しがって「そばにいてくれるだけでいい」「ままのかおがみたい」などと言っていました．連日の泊まり込み．忠彦さんが眠るのは，だいたいいつも3時間程度．広子さんの疲労が蓄積されているのは傍目にも明らかでした．私ね，最近こういうのばっかり食べてるから詳しくなったんですよ，これが美味しいですよ．フリーズドライの味噌汁を椀に開けながら彼女が解説するのを，私は複雑な思いで，ただ黙って聞くしかできませんでした．

この頃，状態がよいときの忠彦さんは，レッツチャットで活発に話しかけてきました．先日の難病患者の交流会は行けなかったが，どうだったか．膀胱にカテーテルを挿入するのは，すごく痛かった．昨日，看護師がベッドを起こしてくれて，空が見えたのがうれしかった．等々．レッツチャットの誤作動もあまり出ません．だから私は，このような他愛もない会話が，まるでいつまでも続いていくかのように，なぜか感じていました．

3月24日昼頃，忠彦さんのSPO 2（本章注3参照）が急激に低下しました．夕方には少し持ち直したものの，呼びかけにも反応しない状態になりました．この間（レッツチャットに信号を送る）スイッチもうまく使えなくなり，他のタイプのものも試してみたものの，思わしくないようでした．意識が戻ったときに「しみずって打ってみて」と頼んでも，出てくるのは「し」ぐらいで，あとは文章になりません．やがて，忠彦さんは「もういい」というように首を少し横に向け，スイッチから手を放しました．今思えば，この時が，忠彦さんが生きることへの執着を手放した瞬間だったのかもしれません．

広子さんには，家に戻りたいという希望が日に日に強まっていました．入院から5週間を過ぎ，もはや彼女の我慢は限界に達していました．忠彦さんの容態は予断を許さない状況でしたが，在宅療養に移ることが希望の灯として広子さんを支えていました．彼女は私にこう言いました．私も（痰の）吸引の練習を始めたんですよ．そんなに難しくはないと思うんですけどね．看護師さんよりはやっぱりまだ下手みたい．だけど慣れだと思いますから．今は胃ろうで，点滴がないから，吸引さえできれば（在宅でも）なんとかなると思うんです．4月9日は誕生日なんですよ．いつも（忠彦さんは）自分は誕生日までもたないって言ってたんですけどね．誕生日までに家に帰るのを目標にしてみようかな．

このように退院の話題になると，広子さんの表情は穏やかになるようでした．理学療法士と，自宅に戻ったらどんなリハビリが自分でもやれそうかと話してみたり，看護師と雑談をしたりして，しばし和んでいました．私は辞するとき，次は再来週の木曜日に来ます，と言いました．すると広子さんは，そのときは家に来ていただけるようになったらいいんですけどね，と答えました．

3月26日朝，東京に向かう列車の中で，広子さんからのEメールを受け取りました．「おはようございます．今朝4:30，夫は静かに息を引き取りました」．その日は，3月末にしては寒い日でした．車窓に見える山肌からは，白く透き通ったような霧がすうっと空に昇り，そこから季節外れの春の雪がぼたぼたと車窓に落ちてきていました．確か忠彦さんのお気に入りだった立山連峰の景色は，呉羽山を車で西から越えたあたりだったっけ，いや杉谷トンネルを抜けたところだったかもしれない．そんなことを思いながら，窓ガラスに付いては溶ける雪を眺めていると，やがてそれは自分の涙のせいでにじんでいることに気がつきました．

9　中間考察

この章では，第5章での忠彦さんの前向きな変化とは異なる側面にスポットをあてながら，彼が亡くなるまでのプロセスを記述してきました．最後に，いくつかの点について考察しておきたいと思います．

（1）キャラクター変容の難しさ——モチーフとしての写真が示すもの——

この章の第1節では，ほとんどすべての講演に含まれていたモチーフである一枚の写真から話を始めました．周囲の明るい雰囲気に反して，口をとがらせるようにして白けた写真．これを彼は，自分の気持ちを素直に表すものとして使い続けました．このことは，前向きな変化を見せる一方で，そのように自己物語を一貫させるのを彼が嫌った証と読めます．

このような矛盾は，その後徐々に目立つようになっていきました．その過程は，特にキャラクター（登場人物をどう性格づけるのか）に着目するとはっきりと読み取れます．第3章で今井医師が忠彦さんにはたらきかけていたのは，人工呼吸器（TPPV）を採用して生き続ける物語を頑健にするための「モチベーション」を自己物語内に確立することでしたが，もうひとつのポイントがありました．まず今井医師は，広子さんに対して「献身的に介護する妻」という自己犠牲的なキャラクターから離れ，むしろ，自分が楽をすることを肯定し選択していく，より自己本位的なキャラクターになることを提言しました（第4章第2節）．そして，そうした広子さんのキャラクター構成を可能にするために，忠彦さんにも妻に頼りすぎないキャラクター構成を要請しました（第4章第2節，第6章第3節）．

これに対して忠彦さんは，当初戸惑いを見せていましたが（第3章第2節（3）および第3節），第5章では，「モチベーション」について模索すると同時に，妻に頼りすぎないキャラクターを目指そうと真摯に取り組んだ形跡が見られました（第5章第4節および第7節）．しかし，その努力をもってしても，キャラクターの変容は，彼にとっては難しい課題であり続けました．この「変わることの難しさ」を常に担保させるのが，白けた写真というモチーフだったと考えられます．

また，第4章第1節では，忠彦さんは体験手記の中で，広子さんを何でも相談できる登場人物として性格づけようとしました．しかし，この性格づけも，広子さんの疲労が昂じるにつれて維持しがたくなった可能性はあります．第6章第4節で，忠彦さんが講演の原稿から広子さんの性格づけに関わる部分を省いた出来事は，それらの出来事の重要度が相対的に低下した証とみることができます．

このようにして，忠彦さんの自己物語は，主人公である忠彦さん自身と広子さんの性格づけをめぐって軋みの音を立て始めました．このことは，次のふたつのことを示しています．ひとつは，キャラクターの変容はたやすい課題ではないこと．そしてもうひとつは，一般的に良好な関係に見える夫婦であっても，常にオープンな意思疎通のできる関係性を維持するのは難しい部分もあるのではないかということです．このことについては第7章で，さらに考察します．

（2）遠ざけられた聞き手

本章第6節では，2009年11月14日に開催された「難病合同相談会」において，忠彦さんが今井医師のところに相談に行くことを拒んだ出来事を述べました．なぜ彼はそのようにしたのでしょうか．もしかすると，これには忠彦さん自身も明確には答えられなかったかもしれませんが，あくまでもひとつの解釈として，ここで考えてみます．

今井医師との2回目，3回目の受診においては，忠彦さんのキャラクター変容があまり進んでいないことが露わになり，今井医師との間に緊張感のあるやりとりが展開されました（第6章第3節）．そこで忠彦さんは，自分のことを「甘えん坊」などと性格づけながら，妻を頼らない「私」への変容を留保しているように見えました．

難病合同相談会が行われたのは，3回目の診察から約1年半が経とうとする頃でした．この時期の清水さんは，介護サービスの利用拡大という点でも停滞期をむかえており，広子さんの疲労はきわめて大きくなってきている時期でした．つまり，キャラクターの変容という点では，依然として進んでいないことが目立つようになっていた時期だといえます．

また，「新しい生を得て，新しいチャレンジ」に挑むという物語の筋がどの程度現実味を帯びてきたかという点でも，同様のことがいえます．特に講演における自己物語の変化を追った第5章第7節では，忠彦さんは自分なりの「モチベーション」を挙げ「生きる力に変えていければいい」と語っていました．しかしその一方で，彼は「私は，未だに明確な『生きる力』を持つことができずにいます」と率直に語っており，それは難病合同相談会があった2009年11月に至っても変わりませんでした．

このようにしてみると，忠彦さんが難病合同相談会において今井医師への相談を拒んだ理由は，彼が今井医師の要請，特にキャラクター変容とモチベーションの模索に関して，思うように進んでいないことを忠彦さん自身もわかっていたことにあるのではないか，と考えることができます．そのことでまた今井医師に批判されてしまうのではないか，また，批判されたとして一体それにどう答えればよいのかわからない，こんなふうに忠彦さんは感じていたのかもしれません．

ただし，私はこうも思うのです．もしかすると忠彦さんは，自分の病状が進行したことを今井医師に見破られ指摘されるのが単純に怖かったのではないか．実際，今井医師は後日私に，難病合同相談会の時に忠彦さんを遠目に見て，自分の目には彼が肩で息をしているように見えた（呼吸障害が進行していた），と語っています．もしかすると，忠彦さん自身もそれを薄々予感していたかもしれません[11)]．

もし今，忠彦さんに，これらの解釈について聞いてみたら，彼はどう答えるでしょうか．考えても詮無いことではあります．いずれにせよ，このようにして今井医師は忠彦さんの自己物語の聞き手としては遠ざけられることになりました.

（3）自己物語と人生との乖離

この章を通して浮かび上がってきたのは，ALS 患者にとっても家族にとっても，長く生きる自己物語を創ることは決して簡単なことではなく，しばしば非常につらい思いをする過程になるということでした．忠彦さんは，最後の講演まで，自分は明確な「生きる力」を持つことができずにいると語り続けました．

しかし，そのことをもって忠彦さんが「長く生きることを諦めていた」というのは正しくありません．この章の第 7 節では，看護学校での講演で，彼が初めて自力で最後まで読み上げられず涙する場面がありました．この出来事について忠彦さんは，再び橋本操さんの言葉である「これ　しか　できない　これも　できる」を引用して，「半分しか読めなかった」のではなく「半分も読めた」のだと語っています．仲間（ピア）の言葉を利用して自分を立て直そうとするだけの気力は，なお失われていなかったことがわかります．

つまり，忠彦さんの自己物語は，どう転ぶかわからない曖昧さを抱えながら，彼なりに長く生きる可能性を模索していたことを示す痕跡だといえます．しかし，自己物語は常に成功裡に創られ，維持されるわけではなく，病状や生活との乖離を感じさせることもあります．それが最も顕著に表れたのは，第 7 節で，事前指示書によって重大な決意を表明したにもかかわらず，その後の講演ではまったくふれなかったその時だったのではないでしょうか．このとき講演に含まれていた物語は，おそらく忠彦さんから見ても，実人生との乖離が以前よりも大きく感じられた可能性はあります．もしそうだとすると，自己物語を語ること自体が彼に生きる力を供給する度合いは，もはやそれまでのようには大きいものではなくなっただろうと考えられます．

しかし，そのことをふまえたうえで，彼の自己物語を模索する過程全体を改めて振り返ってみると，そこにはまさに「精一杯生きた」と思わせるだけのものがあったように思えます．そこから何を学べるのか．次の章で，本書の最後にあたる考察を行います．

注

1）ただし，ワープロソフトによる配布資料に写真を挿入していない講演（1）と，リハビリテーション専門職を主な聴衆とする講演（5）では，この写真は用いられませんでした．

2）ポータブル・スプリング・バランサーは，机に据えつけたアームから，腕（肘から先の部分）を吊り下げるようにして支え，ばねの力で腕の動作を補助する器具です．

3）SPO２（経皮的酸素飽和度）とは，動脈血中のヘモグロビンが酸素とどのくらい結合しているかをパーセントで表示したものです．「経皮的」というのは，採血せず，指先をはさむような器具（パルスオキシメータ）によって測定することを指しています．

4）細かい点をいうと，講演（8）の読み上げ用原稿（スライドは抜粋した１枚目）で，今井医師とのやりとりについて若干詳しく語られているのと，「入院中の患者さん」（第５章第２節で登場した村上達是さん）との出会いにふれられている部分とは，今井医師との手紙にはなかった事象といえます．これらはいずれも今井医師とのやりとりにおいては，あえてふれる必要のないことたちであるので手紙では書かれなかったのだろうと考えられます．

5）ちなみに，その女性参加者が後の定例会で語ったところによると，彼女たち夫婦は，それからしばらくして訪問介護の利用に踏み切り，夫の方は，やがてお気に入りのヘルパーが来るのを楽しみにするようになった，とのことでした．

6）精確にいえば，講演（3）で「今を生きる」というスライドが作られており，読み上げ用原稿は以下のようになっています．

> 退院してから今日まで気分は安定しています．自分では，手足の麻痺以外は大きく変わっていないと思っているから．でも，この先自分の症状がどう進むのかある程度分かるし，大きな決断をしなければならない時が来るのも分かります．でも，今はいくら考えても答えは出ません．答えの出ないものを考えてもしょうがないので，妻とは「今を楽しく，今を精一杯生きよう」と話しています．

ここでいう「大きな決断」は，気管切開をともなう人工呼吸器（TPPV）の採否にかかわるだろうと想像できます．したがって，講演（4）でスライド「呼吸器について」の内容が突如現れたのではなく，講演（3）においてその萌芽はあったと考えるべきでしょう．なお，講演（1）および（2）においては，これに対応する部分は見出せません．

7）リハビリテーション専門職を聞き手として想定した講演（5）では用いられていま

せんが，それ以外の講演ではすべて用いられています．

8）そのＥメールでは，次の２点を所信表明として挙げていました．（１）清水さんの今後の選択（特に人工呼吸器に関して）に関して，私自身もさまざまな気持ちになると予想できるが，立場としては清水さん夫妻を一貫して支持し，非難や誘導などは行わない．（２）清水さんには，自分のことを記録して何かの役にたてばよい，という意識が見受けられるので，その部分で自分の研究を清水さん夫妻の人生に有機的に結びつけ，少々の役割を果たしていくことはできないだろうか．

9）「レッツチャット」はコミュニケーション・エイド（第５章第６節参照）のひとつで，パナソニックエイジフリー株式会社の商品（ただし2019年７月で生産終了）．文字入力等に関する基本的な使い方は「伝の心」と同様ですが，マイコンを用いた小型機器であり，立ち上げが速く，持ち運びやすい（ただし，インターネットにはつなげない）といった特徴があります．

10）この本では，ALS の経験がもつ規範的な側面として，特に「生存」と「自己決定」に注目していますが（第１章第３節参照），排泄をめぐる葛藤に関しては「尊厳」という言葉もしばしば用いられます．ここでの忠彦さんの用法を，本章第６節コラム⑩で述べたことに引きつけてみると，個人に刷り込まれた「自立性」の観念もしくはイメージの変容を拒む際に用いられる言葉なのではないかという見方を仮説的に導き出せます．自立的な排泄ができなくなっていく過程の問題を考えるにあたっては，この「尊厳」という言葉の用いられ方にも注意すべきである可能性はあります．

11）難病合同相談会が終わった後，今井医師は，忠彦さんに，もう時間がないことを知らせるために，医療ソーシャルワーカーを彼のもとに行かせて，呼吸障害がだいぶ進行しているように見えることを伝えました．広子さんによれば，このことが事前指示書の作成（本章第７節）に腰を上げるきっかけになったようです．

第7章 考察と結論

1 自己物語の模索と聞き手たち

第２章で述べたように，自分がALSであることがわかってからしばらくの間，忠彦さんの物語は混沌としており，語ろうとしても涙で続けられなくなるようなものだったと考えられます．しかし，時間とともに，長く生きる可能性に開かれた忠彦さんの自己物語が徐々に姿を見せるようになります．体験発表・講演や患者同士の交流に対する積極性は，忠彦さんの開かれた身体が最大限に活用されたことを意味しています．しゃべれなくなることの怖さに直面しながらもコミュニケーション・エイドを先手を打つように導入すること，タイミングに迷いながらも胃ろうを造設したこと，こうしたことは，まぎれもない自己物語の主人公の変化であり，生きることへと向かう勇ましさすら感じられます．

とはいえ，これらは一足飛びに生じる変化ではなく，常に聞き手との間で，時には緊張感をともなうやりとりが展開される中で，徐々に表れてくるものだったといえます．その間，時には，はっきりとしない部分なども見受けられました．また，今井医師から提言された「新しい生を得て，新しいチャレンジ」に挑む積極的なキャラクターになること（第３章第２節），あるいは「介護を妻にばかり頼ろうとはしない私」への転換（第５章第４節，第６章第３節）については，積極的にそうなろうとしているように見える部分と，そうなりきれないように見える部分とがありました．このように，忠彦さんの自己物語構成は，しばしばこうしたはっきりしない部分，揺れ動く部分をともないながら展開される模索の過程だったといえます．これは，似た苦悩を体験する他の人にも同様にあてはまる可能性があります．

このように自己物語構成が模索的であるがゆえに，どのような聞き手が患者の周りにいるのかが重要になってきます．それと同時に，それらの聞き手がどのような聞き手なのか，すなわち，実際に聞き手の態度や反応の仕方がどのような特質を帯びており，それが語り手にとってどのような意味をもつのか，という観点も重要になってきます．この聞き手の特質という観点から，いくつかの聞き手を名づけてみたいと思います．ひとつの言葉で聞き手を名づけることには，名づけに使った言葉が独り歩きして，過度に単純化されたイメージを印象づけてしまうリスクもあると考えられます．しかし，一方では，それは「役割」や「語り手にとっての機能」という概念とも近いもので，特定の専門職に何ができるのかという観点に必ずしもとらわれずに，患者にとって必要性のある存在の例を提示できます．ALS をもつ人および家族は多様です．それぞれの人の場合，周りにどのような聞き手が現にいるのか．どのような聞き手が不足しているのか．もし不足している場合，それを補うやり方はあるのか．こうしたことを実践的に問う道が切り開かれるでしょう．

（1）聞き手としての家族

物語の聞き手として真っ先に思い浮かぶだろう人は家族，それも親密で良好な関係にある家族でしょう．患者の家族構成およびその関係性は，言うまでもなく多様です．その中で，まめに世話をする家族がいる人であれば，まずその家族が物語の聞き手として期待されるのも無理からぬことではあります．実際，家族は，これから挙げる種類の聞き手たちのうち，一部を除けばほとんどすべてを演じることがありえます．しかし，そのようなケースがあるということと，病いをもつ人の周りにいない聞き手を家族が演じるのを期待してよいということとは，あくまでも区別されなければなりません．

忠彦さんの場合は，妻の広子さんが終始彼に最も近い存在として伴走しました．第 2 章で，「約半数の人が発症から 3 年以内に死亡します」という情報を得て落ち込む忠彦さんに対して，「じゃあ，その半数に入らなければいいじゃない」と言って，彼の自己物語が悲観的なものになる必要がない可能性を提示したのは広子さんでした．また，第 4 章第 1 節で引用した忠彦さんの文章において，広子さんは，何でも話し合える人物として性格づけられていました．もしこれがそのまま現実化されたら，いかなる場面においても広子さんは忠彦さんの自己物語の聞き手として機能したと考えられます．しかし，第6章第4節および第9節（1）で述べたように，実際にはそうなったとはいえない部分がありました．

忠彦さんと広子さんは，常に二人三脚で病いを生きてきた夫婦であり，一般的な見方からすれば良好な関係といって差し支えないでしょう．それなのに，なぜ自己物語の聞き手として機能するとは限らないのでしょうか．

この疑問に応えるための鍵は，広子さん自身がキャラクターの変容という課題に直面していたところにあると考えられます．第4章第2節で，広子さんは，献身的に介護する自己犠牲的なキャラクターから，自分が楽をすることを肯定し選択していく自己本位的なキャラクターへの変容を今井医師から提言されていました．そして，第5章第4節で述べたように，清水さん夫妻はその提言を受け止め，そのように変わることを意識しているのではないかと解釈できる出来事が見受けられました．

しかし，このようなキャラクターの変容は，夫婦による真摯な取り組みにもかかわらず，簡単には進まなかったように見えます．第6章第4節で，日本ALS協会富山県支部の定例会（2009年1月25日）において，広子さんが自らの「手抜き」を語った後に，忠彦さんが，それを覆すようなことを語った場面がありました．忠彦さんからすれば，広子さんの悩みが現在進行中であることを示したかったのかもしれません．しかし，かりにそうだったとしても，そのように語ることで，介護に手を抜く自己本位的な広子さんのキャラクターは迫真性を失い，代わりに献身的に介護を行う自己犠牲的なキャラクターの方が迫真性を帯びる結果になります．また，それには「妻に介護を頼る私」という忠彦さん自身の（自己物語の主人公としての）性格づけも結びついてきます．

つまり，広子さんが果たそうとするキャラクターの変容は，忠彦さんからは信憑されず，したがって忠彦さんの自己物語に中に表れなかったということです．このとき，広子さんがとりうる反応はふたつ考えられます．

ひとつは，あくまでも自己本位的なキャラクターにこだわること．しかし，そのためには，忠彦さんの自己物語（で描かれる自分）に対抗する必要があります．忠彦さんの自己物語を（自分に関係する部分については）承認せず，そこで描かれるのと異なるふうにふるまっていかなければなりません．ここには断固たる意思が必要になるでしょう．

もうひとつは，妥協して，自己犠牲的なキャラクターを認めること．しかし，これはいわば振り出しに戻るようなもので，第4章第2節で広子さんが今井医師に吐露していた苦悩を再現することになるでしょう．

このようにしてみると，日常的に介護を行う家族が物語の聞き手となる難しさは，家族としての当事者性にかかわっているといえます．キャラクターの変容は患者本人だけでなく，家族にとっても課題となっており，それを通して家族同士の関係を調整していくという意味をもっています．もちろん，その度合いは，当該の家族自身が患者の自己物語において登場する頻度や，性格づけの内容によって異なるでしょう．そのうえで，たとえば性格づけが曖昧で不安定であったり[1)]，あるいは家族と患者との間で齟齬があったりする場合，家族は，患者本人の自己物語に対する支持的態度をとりにくくなるか，さもなければ妥協してストレスや不満をため込むといった八方ふさがりな状態になり，そのことに関するコミュニケーションもとりにくくなると考えられます．もちろん多様なパターンがありうるので，さらなる検討が必要ですが，少なくとも家族は，たとえ一般的には良好な関係に見える場合であっても，患者の自己物語の聞き手としては機能しにくいことがあると考えられます．

（2）混沌を受け止める聞き手，物語を差し出す聞き手——ピアの特質——

次に，忠彦さんが出会った仲間（ピア）の自己物語の聞き手としての特質について，これまで述べたことを振り返ってまとめます．

聞き手としてのピアの最も大きな特質は，物語の混沌が許容されるようなコミュニケーションの場を構成することにあると考えられます．第5章第1節で述べた通り，清水さん夫妻は，ALS と知って精神的に大きく落ち込んだ2006年夏，「ALS の集い」に参加しています．このときのことは，後に忠彦さんが講演の中で「自分が ALS であると初めて人前で話し，号泣し」た経験として何度も語っており，また当時この集まりに参加した人も，彼は「何を語っても涙，涙」だったと証言しています．先にも述べた通り，この集まりは専門職が中心となって運営されており，参加者も少ないときは2，3人という状態ではありました．しかし，この集まりが，後の忠彦さんの自己物語の中で転機として位置づけられていることをふまえると，他のALS（あるいはそれ以外の病い）をもつ人も同様の自己物語構成を行いうる，もしくは，現に行っている可能性があると考えられます．したがって，自らがそこにあることによって，まずは混沌とした語りを実現させることが，ピアの聞き手としての重要な機能ではないかと考えられます．

ただそこにいればよいという点では，ピアでなくともできることではあります．しかし，ここで私たちは改めて物語の混沌がもつ性質について留意する必要があります．実際に物語の混沌が現れる様相はいくつかあり，第2章で忠彦さんが見せた涙による中断だけでなく，物語を理解するための舞台や登場人物に関する基礎的な情報の不足，物語内での時間の飛躍，同じ事象の繰り返し，筋やキャラクターの非一貫性など多岐にわたります．また，それらの結果として，物理的に多くの時間が費やされ，聞き手は，いつ終わるのかさえ心許ない心理的状態にしばしば置かれると考えられます．これらのストレスは誰にとっても避けがたい部分はありますが，同じように物語が混沌とした経験をもつ人であれば，内心で自分の物語に照らして聴くことがしやすい（「自分も前は似た感じだったな」）と期待できます．つまり，ピアは，物語の混沌に際してストレス耐性が，もちろん個人差はあるにせよ，相対的に高いと考えられます[2)]．

さて，ここまで述べた聞き手としての最初の特質は，文字通り耳を傾けて「聴く」という行為とともに発生するものです．しかし，ピアにはもうひとつの特質があります．それは，自分自身も病いの自己物語を語れるという特質です．

この本でまず観察できたのは，**自己物語の主人公のキャラクターを例示すること**です．第5章第2節および第8節（1）で述べた村上達是さんの果たした役割がこれにあたります．もっとも，村上さんと清水さんとでは，個性が異なります．真似をするということではなく，村上さんのキャラクターを，忠彦さんは自分に合うようにアレンジしていったように見えます．すなわち，潔いタイプのキャラクターではなく，手術が思ったよりもたいへんだったなどと愚痴りながら，胃ろうを使う様子を見せたり語ったりする中で，「もちろん未練はありますが，まあどうにかやっていますよ」という飄々としたキャラクターとして呈示していったのではないかと思われます．しかし，そこでも「食べられなくなっていくこと（喪失）への未練を残しつつ決断する主人公」という基本的な部分に関しては同様といえます[3)]．

さて，聞き手が自身の自己物語によって果たしうる機能は，村上さんのように身体を媒介とするものだけではありません．**物語の構成要素となる言葉を提供すること**も挙げられます．2009年6月に行われた講演（7）では，「これ　しか　できない」と「これ　も　できる」という橋本操さんの言葉が引用されています．そして，これらは一見するとたいして違わないが，「しか」を「も」に変えるだけで前向きな内容に見える，と語られています（第5章第7節）．

この頃，忠彦さんは，自己物語の筋に関わる曲がり角に差しかかっていました．講演（7）では，ミキサー食を何とか食べている状態であり，楽しみというよりは生きるためと感じられるようになってきたこと，またそれによって旅行それ自体が不安をともなうものになってしまったことが語られています．つまり，もはや食べることは，自分のことを前向きに考える材料としては機能しなくなっていると認めざるをえなくなったことがうかがえます．このとき，自分ができることがまたひとつ失われ，残余は「これ　しか　できない」ととらえられそうになるところを，再度「これ　も　できる」ととらえ直す．こうした転換を物語において遂行する引き金を与えているのが，この橋本さんの言葉だと考えられます．このように，病いをもつ人の自己物語の部品にあたる言葉が，聞き手が喪失に対処するために利用されることがあると考えられます．もちろん，それはALS患者以外の物語からでも可能ですので，この点だけをもってピアに固有な特質とまではいえません．それでも，同じ病いをもつ人の自己物語への興味，主人公の苦悩の内容に対して感じるであろう親近感は，ピア同士において相対的に高く期待できるでしょう．

このようにしてみると，ピアの自己物語の聞き手としての特質は，物語の混沌が許容される場を構成することと，キャラクターや言葉をもって物語を刺激していくことにある考えられます．したがって，それらの側面を併せもつ機能あるいは役割の幅広さこそ，ピアの聞き手としての特質といえます．

コラム⑫

病いによるピアの聞き手としての多様性――伊藤（2009）との比較――

ここで，ピアの聞き手としての機能を，アルコホリズムと死別体験を扱った伊藤（2009）と比較してみます．たとえ涙に終始するような物語の混沌でも許容できるという部分は，「回復の物語」によらない物語を許容するという点で，伊藤（2009）における「受け止める聞き手」と重なります．一方，物語を刺激する側面は，広義には伊藤（2009）における「物語を促す聞き手」に含めることができます．ただし，その内容には相違点もあります．ALSの場合，アルコホリズムのセルフヘルプ・グループのように行動の制御に関心が向かう病いとは異なるので，聞き手が監視したり，退屈して新しい物語を要求したりする性質は発生しにくいと考えられます．これに比べると，継続的に交流を重ねる患者同士が「観劇する聞き手」になる可能性は考えられます．とはいえ，アルコホーリクたちにとっての「断酒」ほどはっきりとした目標が共有されているわけではないので，それぞれの人生を歩む他の患者の物語を参照する関係ととらえるのが妥当でしょう．このようにしてみると，聞き手としてのピアの特質を考える際，「受け止める」側面については病いの多様性を超えた共通性を比較的認めやすいのに対して，「促す」側面については病いによる多様性に多くの注意を払わなければならない，といえるかもしれません．

（3）問いかける聞き手

次に，今井医師が忠彦さんの自己物語の聞き手として果たした機能に着目します．

第3章で，今井医師は忠彦さんの自己物語に関して，踏み込んだ提言を行っていました．ただし，第3章第3節で論じた通り，そこには以下の特徴があったことに注意する必要があります．第一に，患者にとって重要な選択（人工呼吸器（TPPV）を着ける／着けない）に関しては，いずれかのみではなく，両方を選択する場合についてシミュレートしていた点．第二に，そのうえで自分は

「モチベーション」を見つけて生きることを支援したいという立場を明確に打ち出している点．第三に，ただし「モチベーション」の中身を埋めるのは忠彦さん自身が行うこととして，患者に自己物語構成への参与を求めた点．特にこの第三点によって「あなたのモチベーションは何ですか」という問いかけがなされることになります（第５章第７節参照）．したがって，このような聞き手をここでは「問いかける聞き手」と呼びます．

このような聞き手の存在意義はあるのでしょうか．この疑問に対しては，第１章で述べた「喪失」の観点，そして規範的な視点に立つことが必要になります．

第１章第２節では，ALS をもって生きる過程を喪失としてとらえました．これを補う技術にも限界はあり，そうした技術を魅力的な選択肢と感じるような自己イメージの形成が重要になります．したがって，ここでいう「問いかけ」は，まさに問いかけに応答することがそうした自己イメージの形成に寄与するようなものと考えるべきでしょう．もちろん，「モチベーション」という言葉自体は，忠彦さんに特有のものと思われるので，「あなたのモチベーションは何ですか」という問いかけ自体の応用範囲は限定的です．しかし，いま述べたように「問いかけへの応答が自己イメージの形成に寄与する」と抽象化したうえで，他の問いかけの例へと応用していくことはできるかもしれません．その際重要なのは，「モチベーション」が元々忠彦さんの語りの中にあったという点です．つまり，外から与える言葉ではなく，その人自身に馴染みのある言葉に焦点をあて関心を向けさせることで，その人自身が自己イメージを形成する蓋然性を高めようとするわけです．第３章第３節の冒頭で，清水さんにとって今井医師は重要な存在と私が考えていることを述べましたが，その重要性は「モチベーション」という言葉自体に存するのではなく，「問いかけ」に「応答」しようとする生き方へと患者を導き，社会的情況によって，また喪失という経験の性質上停滞しやすい熟慮の過程を駆動させた点にあるといえます[4]．

第１章第３節では，ALS をもって生きる個人の過程に規範的な側面が関わることを述べました．生存と自己決定は，いずれも大事にすべき価値あることと認識されてきました．私たちは，これらのうちいずれかがないがしろにされ

コラム⑬

家族療法との類似と相違

ここでの今井医師のアプローチは，精神医療の領域で「ナラティヴ・セラピー」と呼ばれるセラピストたちのやり方と，重なる部分があります．ナラティヴ・セラピーとは，1990年代に定着した呼び方で，クライアント本人だけでなく家族も援助の対象ととらえる家族療法の流れの中で興隆した，クライアントの「物語」に照準するセラピーを指します．これにはさまざまな種類のものがあるのですが，よく知られるホワイトとエプストン（White & Epston 1990）によるアプローチは，当初クライアントたちが抱いている，問題を帯びた覆しがたい物語（「支配的な物語（ドミナント・ストーリー）」）に対して，その物語にそぐわない出来事（事象）を指摘して目立たせ，それを用いてクライアントたちが問題を解決していく物語（「代わりとなる物語（オルタナティヴ・ストーリー）」）を構成する，というものです．

これをこの本で取り上げたケースと比較してみると，まず，忠彦さんの場合は「支配的」な物語というよりも，断片的で筋の通らない物語の混沌として見受けられた点が異なるといえます．また，ホワイトたちが支配的な物語において例外となる出来事（事象）に着眼するのに対して，今井医師が着眼するのは物語のモチーフになりうる言葉であり，その言葉が意味する具体的なところについて患者に関与を求めていく部分も異なっています．それでも，語りの中の何らかの要素を目立たせて状況の打開を探る点は類似しているといえます．

たと感じると，疑問を抱きやすいでしょう．ここにおいて，問いかける聞き手は，いずれに対しても配慮を見せながら，しかも患者に対して積極的なかかわりを行うひとつのやり方を示していると考えられます．つまり，先に挙げた第一の特徴，つまり，人工呼吸器（TPPV）を装着する場合としない場合，ふたつの道をシミュレートして浮かび上がらせるやり方は，選択はあくまでも患者の意思によるべきであり，自己決定への配慮に見えます．しかし同時に，第二の特徴は，問いかける聞き手が生存に関して非常に前向きであることを示すものです．「ALS＝終末期」というイメージの揺らぎは，あくまでも完全な変容を意味しておらず，特に患者にとっては，第3章で忠彦さんが「介護力」を気にしていたように，長く生きることによるコスト（公費にたよることや，家族にかかる迷惑，等）が目についてしまいます．したがって，「あとはあなたが決めてください」というだけでは，生存の可能性をないがしろにしている疑いを免れないと考えられます．

さて，ここで残る第三の特徴に関して，なぜ問いかける聞き手は「問いかけ」までを行い，答える作業をあくまでも患者に委ねようとするのでしょうか．これに対して物語論的には，物語形成と自己決定のいずれに関しても信憑性を担保するため，とひとまずは答えることができます．私たちは，他人によって与えられた，もしくは押しつけられたと感じる時，納得のいかなさを感じます．すると，それにもとづいて後々まで振舞う（もしくは支える）のは，信じ切れていない物語にもとづいて現実を組み立てていくことになるので，無理が生じやすいのではないかと考えられます[5)]．

しかしこのように考えたうえで，まだこの聞き手に関する疑問は残るかもしれません．そもそもこのような聞き手は，どれぐらい必要なものなのでしょうか．この聞き手は，他の聞き手よりもはるかに介入的に見えるので，そうした疑問も確かにおこりえます．つまり，問いかけまでで止めることよりも，そもそも問いを発動させること自体の意味はどのような点にあるのだろうかという問題です．これについては，本節のまとめにあたる（7）で再度立ち返ってさらに考察を重ねます．

（4）背中を押す聞き手

問いかける聞き手への反応は，忠彦さんにとっては時間のかかる過程になりました．問いかけそのものがもつ重みを考えると，変化の可能性を模索するのに時間がかかることは，珍しくないだろうと考えられます．そのようなプロセスにおいて患者に伴走する聞き手には，どのようなものがありうるでしょうか．

ひとつは，この節で既に述べた聞き手としてのピアがこの部分にあてはまると考えられます．村上達是さんが演じて見せたキャラクターは，もし忠彦さんの自己物語が変化するとしたら，「食べられなくなっていくこと（喪失）への未練を残しつつ決断する主人公」が構成要素になりうることを示すものでした．また，橋本操さんの講演の中の言葉は，喪失の最中にあって希望を失わない自己物語を構成する要素になっていました．これらは，患者が迷いの中で利用しうるいわば資源といえます．

そのうえで，忠彦さんには純粋にピアとはいえない他者が伴走していたことも見逃せません．特に，ここでは，中川美佐子さんと野村明子さんの二人に注目して，聞き手としての特質を考えてみます．結論を先に述べると，二人は，忠彦さんが長く生きる自己物語を形成する可能性について前向きであり，その変化を助けようとしていたように見えます．ただしそのやり方は，正面から問いかけを行うというよりも，日常的な場面の中で，時には黒子のように，時には大胆に忠彦さんが「変化する」という現実の構成に関わろうとする，という性質のものでした．こうした性質をふまえて，彼女たちのような聞き手を「背中を押す聞き手」ととらえてみます．

この「背中を押す」は，ある時忠彦さんが，中川さんのことを指して言った言葉から採っていますが，ニュアンスに微妙なところがあるので，丁寧な検討が必要です．ここでの「背中を押す」は，変化のチャンスとなる場，セルフヘルプ・グループや専門職との会話なども含めた病いについて話す場への参加を積極的にはたらきかけることを意味します．中川さんの場合，第5章第1節で，忠彦さん夫妻に「ALS の集い」に参加することを強く勧めたことがありました．また，2008年3月16日に行われた全国難病センター研究会第10回大会での体験発表（巻末資料：講演（3））に臨むにあたっても，中川さんの協力がありました．これは，体験発表に対して意欲を見せつつも不安もあった忠彦さんの背中を押したと考えられます．つまり，忠彦さんは，背中を押す聞き手に半ば焚きつけられるようにしながら，一方ではその機会を利用して語り手に**なっていった**といえます．

後年，忠彦さんは，何度も次のように語っていました．患者の立場からすると，そうした場にまったく興味がないわけではないが，かといって実際に参加するのはためらわれる．だから，そういうときに「ぽんと背中を押してくれる人」がいると非常に助かる，と．もちろん，個人差はあるので限定は必要でしょうが，他の人とコミュニケートする機会に対して関心も示すが，ためらいもある人に対しては，思い切って背中を押すような反応もありうるでしょう．

一方の野村さんの場合，第5章第7節で述べたように，日本ALS協会富山県支部設立（2007年10月）に向けた，関係機関への周知や協力依頼などに同行しています．その他にも，2008年5月に行われた日本ALS協会（全国）総会および交流会にも同行しました．これらの同行は，最終的にはもちろん清水さん夫妻からの依頼ではありましたが，しかしそのプロセスにおいては，野村さんの側から誘いもあったようです．結果的に，それらの機会は，忠彦さんがさまざまな場で自分のことについて何かを語る機会へとつながっていきました．したがって，野村さんも，そうした機会へ忠彦さんが向かうよう背中を押したといえます．

2007年12月19日に行われた清水さんの会では，翌2008年1月，3月に予定されている講演（2）および（3）についての会話がありました．忠彦さんは，依頼文書に「JALSA 富山県支部の現状と問題点」とあったことに対して，まだ支部ができて間もないのに（2007年10月設立），そんな話ができるのかと戸惑いをみせました．これに対して，野村さんと中川さんは，その部分にとらわれず，これまで講演で話したことと同じ内容と思えばいいのだと言いました．

また，忠彦さんは，二人に発表の草稿を見せて意見を求めました．それに対して中川さんは，聴衆は単に支部の現状を聞きたいのではなく，忠彦さんがALSになってどのようにどん底から上がってきたのかを知りたいのではないか，と意見しました．これは，単にコミュニケートする場への参加を促すにとどまらず，そこで話す内容があくまでも体験に焦点をあてた，つまり自己物語的であるべきだという提言になっています．

このようにしてみると，語りの内容にどの程度踏み込むかという点では相違も含みますが，総じていえば，二人とも忠彦さんが自分の病いの経験を語る場へと向かうよう背中を押す聞き手として反応していたといえます．

（5）語りの機会を開く聞き手

背中を押す聞き手について検討してみると，単にALS患者や家族の変化それ自体に向けて背中を押すというよりも，むしろ語りの機会に向けて背中を押すというべき部分があることがわかりました．すると，そうした語りの機会がまずもって存在していることの重要性に改めて気づきます．

そのような機会の創出に特に積極的に関わっていたのは，この本の登場人物の中では，織田昌代さんと長谷川実奈子さんだったといえます．織田さんは，遺族としての想いをもって日本ALS協会富山県支部設立・運営に事務局として携わり，定例会では司会を務めています．また，訪問看護師である長谷川さんは，清水さんが2007年に訪問看護を導入した時から，中断をはさみつつも継続的に関わっていただけでなく，広子さんを訪ねて話す機会を作っていました．彼女たちの特徴は，語りの機会に向けて背中を押すというよりは，むしろそういう場を設定して，またその場において，司会として発言を促したり，あるいは会話の中で質問してみたりすることを通して，まさに自らが語りの機会の一部分となっていった点にあるといえます．したがって，こうした聞き手を「語りの機会を開く聞き手」と呼べるでしょう．

この聞き手が重要な理由は，ひとつには第２章で描いた物語の混沌に際して，変化の必要性や方向性を性急に示さないまま寄り添う点にあります．ただし，それだけではなく，語り手が体裁の整った物語を語れるようになった後も変化は常に一方向的ではない，という点にまで広げて考えるべきでしょう．発言を促したり，質問をしてみても，常に何らかの意味で前向きな変化が語られるとは限らず，むしろ停滞したり後戻りしたりするように見えることもあるかもしれません．しかし，それに対してすぐに評価はせず，その時の語り手の物語として受け止めることも重要なことといえます．したがって，一見受動的で役割も大きくないように見えがちですが，変化しない自己でも素直に出せるような場を開き続ける聞き手も，大きな存在価値があると考えられます．

（６）記録をとる聞き手――聞き手たちを俯瞰する視点――

物語の聞き手に関する考察を閉じるにあたって，最後に，私自身が演じた役柄についてもふりかえってみます．ALS患者の周囲に社会学研究者がいることは，必ずしも一般的なことではないでしょうが，類似した専門分野の研究者も含めてたまたまALS患者と出会ったとき，つまりある種の病いについて研究するというだけでなく，患者や家族個人の人生に深くかかわる場合，どのようなスタンスでいられるのかという可能性について，ここで考えてみます．

清水さんが今井医師のもとを訪れるのに初めて同行した際，私は事前に次のような考えを今井医師にＥメールで送りました．（1）清水さんの今後の選択については，いろいろ思うところがあるかもしれないが，一貫して清水さんを支持したい，（2）清水さんには，自分のことを記録して何かの役にたてばよい，という意識が見受けられるので，その部分で自分の研究を彼の人生に有機的に結びつけたい．

当時は，まだALSに関する知識も今以上に浅く，何が重要なことか見当もつかない中での所信表明のようなものでした．これらの表明が何を意味していたのか，そして，どのような記録する聞き手の特質を示すのか，ここで考えてみます．

まず（1）に表れているのは，自己決定の価値を認める，あるいは，患者が自己決定の価値を重視するのを配慮する立場といえます．これは清水さん夫妻と会う前に書かれたものでしたが，忠彦さんは，今井医師との2回目の診察で「生きることを選択しても，死ぬことを選択しても，とにかく私の意見を尊重するっていうのが，いまのところの（夫婦間の）合意」（第3章第2節（3））と語っていました．広子さんが「どちらにしてもパパの決めたことにはママは従う」（第4章第1節）と語っていた点に照らしても，清水さん夫妻の考え方と適合しやすい立場といえます．ただし，忠彦さんが，人工呼吸器（TPPV）を着けない意志をしたためた事前指示書を私に預けてくれたとき，私は忠彦さんに宛てたメールの中で，「何の落ち度もない善良な清水さんが，なぜ人工呼吸器（TPPV）を着けて長く生きるチャンスを自ら断念する決心をしなければならないのか．本当は，何かたいそうな『生きる力』『モチベーション』がなくったって，別にかまわないんじゃないか」と述べています（第6章第7節）．この聞き手（私）は，自己決定を尊重して「はい，わかりました」というだけでは割り切れない部分も抱えています．

このようにしてみると，記録する聞き手は，生存と自己決定のいずれかだけを支持したり尊重したりするとは限らないし，またその必要もないかもしれません．患者をめぐる状況は多様であり，規範的なスタンスは一律に決まるものではないでしょう．しかし，まさに記録することを通して，記録する聞き手は，自分自身も含めた聞き手たちが，どのように生存と自己決定に関わったのかを省みて把握する可能性を最も持っているということはできるでしょう．

次に，先ほどの所信表明の（2）は，記録をするという具体的な活動内容以上のことは述べていませんが，それ自体が聞き手の特質を示しています．すなわち，記録しようとすることで，対象となる人の周囲にいて関わる人びとが視野に入るので，それらの聞き手たちを俯瞰するのに適した性質をもつといえます．もちろん，すべての他者を視野に収めることはできませんし，現にこの本が聞き手としてとらえ損ねた他者はいるでしょう．それでも，物語に焦点をあてることで，そこに影響を与えるような人の姿や痕跡が記録に残りやすくなります．これを用いれば，今その患者に対してどのような聞き手がいて，どのような聞き手が不足しているのかを分析しやすくなるでしょう[6)]．

（7）開かれた身体の意義，聞き手の可変性

この本（プロローグ）は，「開かれた身体が何をもたらすのか」という問いから出発しました．それに対して，この節の考察から，開かれた身体はここまで述べたようなさまざまな聞き手たちを呼び寄せる可能性があると答えることができます．

これらの聞き手たちと忠彦さん（または広子さん）とのやりとりをみると，必ずしも「弱った人を助ける」というイメージではとらえがたい側面があり，患者の視点からすると何かを求められるような緊張感のあるやりとりという意味で「対話」的だったように見えます．その主な要因は「問いかける聞き手」にありそうです．なぜなら，忠彦さんのたどる経過それ自体が，問いかける聞き手に対していかに応答するかを模索する過程として読み取れるほどのインパクトを，この聞き手は有しているように思われるからです．

第1章第4節でレヴューした通り，伊藤編（2013）は，「関心をもって見守りながら，なおかつ何らかの関与をしていく」（伊藤編 2013: 164）ような聞き手のあり方を提示しました．ただ，「何らかの関与をしていく」といっても，そこでは必ずしも具体化が進められず，糸口となる事例が示されただけの段階でした．その事例は，認知症をもつ人の家族による集会の中で，司会やベテラン介

護者たちが，介護の最中にあって悩む他のメンバーの語りに対して介入するような反応をしている場面でした（第1章第4節（4））．

それを，この本で述べた問いかける聞き手と比較してみると，第一に，ありうる未来についてシミュレートして漠然としていたイメージをよりはっきりさせる点と，第二に，選択肢となる物語のうちどちらに（この場合は「手抜き介護の物語」に）自分が肩入れしたいのかをはっきり表明している点とは，共通しています．ただし，自己決定の余地を担保するという点は，認知症をもつ人の家族の方では見られません．これは，献身的な介護の物語なのか手抜き介護の物語なのかという地平においては，語り手による医療的手段の選択という要素が前景化しにくいことによるのではないかと考えられます（ただし，局面によっては関係してくる可能性もあります）．

ALSと認知症というまったく異なる経験においては，物語も，語り手と聞き手との関係も，異なったものになるのは当然です．だからこそ，そうした中で問いかける聞き手に関する共通部分を観察できるのは，たいへん興味深いことです．このようにしてみると，病いや障害の特徴，あるいは個別的な状況と文脈に十分に留意すると同時に，経験の種別を超えた共通部分にも着眼することで，自己物語構成に関与する仕方を検討するための概念として「問いかける聞き手」を育てていける可能性はあるかもしれません．

言うまでもなく，同じ病気の患者といっても多様なので，すべてのケースにおいて，今井医師が清水さんに対して見せたようなはたらきかけを一律に行うべきだと考える必要はありません．問いかける聞き手が不在でも，もしくはごく控えめなはたらきかけでも，実質的に「問いへの応答」と呼べるようなプロセスが発動し，熟慮と慎重な検討，そして自己決定や生存といった価値あるものへの一定の配慮を確保できる場合もあるかもしれません．しかし，ALSという病いにおいては，迷ったり矛盾したりするのがむしろ当然であることは，これまで述べてきたことからも十分にうかがえます．また，すべての人が忠彦さんのように開かれた身体ではなく，「個々に閉じている」（プロローグ参照）身体であることも珍しくないと想像できます．それに対して，「どうするのか決めるのはすべてあなたですから」と言って，いわば遠巻きに眺めるだけで，あるいは腫物にさわるように扱うだけでいたずらに時間が過ぎてしまう場合，後になって生存の声が浮上してくるようなこともありまえす（「まだ死にたいわけではなかったのに」「患者は本当はもっと生きたかったのではないか」等々）．また，清水さん夫妻が，問いかけに応答しようとしてもなお夫婦間の関係調整に苦しんだことは既に述べた通りですが，そのように苦しむのが，清水さんよりももっと閉じられた身体だった場合，何らかの形で生存を打ち切る，その際ひどい場合には自己決定も確保されない，といったことさえおこりかねません．

このように考えると，問いかける聞き手の必要性は，患者や家族の生において問いが発動しにくい文脈によって与えられるといえます．もちろん個人差はありますので，自ら問いを発動させていくタイプの人に対しては，こうした聞き手の必要性は低く，ごく控えめに見守るだけで十分と考えられます．しかし，いま述べたように，ALSの経験には，問いが発動しにくい性質も認められます．他の病いの苦しみに関しても，内容は違えども，問いが発動しにくいという点で共通性があるかもしれません．そもそも「苦しみ」と表現したくなるものの中に，問いが発動しにくいということが含まれている可能性さえあります．したがって，問いかける聞き手は，個々のケースにおいてその必要性や具体的な形態などが意識されてしかるべきなのではないかと考えられます．

もちろん，表面的な誤解のないように，積極的なはたらきかけを行う場合には支援者が自問できる実際的なチェック・ポイントは必要と思われます．この本のケースと先行研究が扱った認知症のケースとを考え合わせると，（1）複数の物語が語り手にとっての選択肢となる文脈，（2）語り手における膠着状態，もしくは，いずれかの物語に対するこだわり，（3）その膠着状態もしくはこだわりが語り手自身に好ましくない帰結をもたらす可能性，の３点が説明可能であること，というチェック・ポイントが考えられます．ただし，これらについては，直ちに一般化せず，今後それぞれの病いや障害の文脈に照らして検討を行うべきでしょう．

ここまで主に問いかける聞き手について考察してきましたが，この節を閉じる前にもうひとつ重要な点を論じておきたいと思います．それは，**聞き手の側からも語り手の反応を観察し，自分の聞き手としての性質を一貫させたり変化させたりすることがありうる**，という点です．たとえば今井医師の場合，単に「問いかけ」を行って済ませたわけではなく，患者にそれがどう伝わっているのかを気にしていました．実際には，この役割は医療ソーシャルワーカーが担い，診察の後で患者や家族がどう考えているのか話を聞いて，それを共有して対応に役立てていました．

第6章第6節では，難病合同相談会で今井医師に近づこうとしない忠彦さんに医療ソーシャルワーカーが話しかけに行く場面がありました．そこでの忠彦さんの反応は，「弱虫かもしれないが，自分で決められない」という，それまでと変わらない内容でした．それが相談会終了後の対応，すなわち，再び医療ソーシャルワーカーを通じて呼吸障害の進行がどのように見えたのかを伝える（第6章第9節注11参照），という対応につながったと考えられます．もし，その時の忠彦さんの反応が異なったものであれば，その後の対応も異なっていたかもしれません．

さらに，今井医師との3回目の診察では，忠彦さん自身による文書にもとづいて緊張感のあるやりとりが展開されました（第6章第3節）．そこで今井医師は，車の運転をいつまでも広子さんに頼るつもりであることが，忠彦さん自らが取り組んでもいるキャラクターの変容に逆行していることを示し，そのことを通して問いかけ続けた，とみることができます．この時も，もし忠彦さんの反応（文書）が異なった内容であれば，今井医師は問いかける聞き手の顔を後退させ，別の顔を見せた可能性もあります．

この節では，それぞれの個人について観察できた聞き手としての特徴を概念として抽象化しました．それによって，今後ALSの支援を充実させるにあたって，どのような聞き手がありうるのかをわかりやすく示せたと思います．ただし，このような概念化には，一個人に必ずひとつの聞き手が対応し，しかもそれは変化しないという誤解を与えやすい弊害も考えられます．したがって，聞き手もまた語り手の反応によって変わりうるという点は，ここで強調しておきたいと思います[7)]．

2　規範的な亀裂と自己物語のキャラクター

前節では，ALSによる喪失の中から清水忠彦さんが自己物語を紡ぎだそうとする際，どのような聞き手が彼に関与したのかに焦点をあてました．この節では，自己物語構成のもうひとつの側面である規範的な側面に焦点をあてます．忠彦さんの経験は，私たちにとって望ましい社会を支える価値とどのようにつながっているのでしょうか．

（１）規範的な側面から物語の聞き手をとらえる

忠彦さんにとって，第１章第３節で挙げた生存と自己決定は，いずれも重要な拠り所であったと考えられます．

第４章第１節で述べたように，忠彦さんと広子さんは，自己決定を，早い段階から互いにとって重要なものとして共有していました（「どちらにしてもパパの決めたことにはママは従う」）．とはいえ，その自己決定の内容は未定であり，今井医師をはじめ，さまざまな他者とのやりとりの中で忠彦さんは熟考し，迷い続けることになります．

その一方，第３章第２節（３）で，忠彦さんは，気管切開・人工呼吸器装着をしなかった場合についてシミュレートする今井医師に対して「私もまだそう死に急ぎたいわけではないんで」と言っていました．この声は，後の講演でも顔を出します．第５章第７節で引用した講演（７）の原稿には，「勿論，自分はまだ65才です，死にたいわけではありません」という言葉があります[8)]．これらは，それ自体としては，忠彦さんの素直な生存欲求が発露したにすぎないかもしれません．しかし，第７章第１節で挙げた聞き手たち――とりわけ問いかける聞き手と背中を押す聞き手――が，より長く生存できる可能性に対して肯定的な態度で彼にはたらきかけていたことにも注意を向けるべきでしょう．つまり，生存は決して個人の欲求であるにとどまらず，聞き手たちを含むやりとりの水準では価値あるものとして（しばしば当人たちには自明のこととして）大切にされていたと考えられます．したがって，忠彦さんの事例は，**自己決定の余地をできるだけ保ちながら生存の可能性を模索した**事例としてとらえらるでしょう．

このようなあり方は，他の ALS 患者への支援を考える際ひとつの参考例になるのではないかと思います．私たちは，第１章第３節で述べた問い，すなわち，もし私たちが生存と自己決定とを重要と考えるならば，どのように ALS 支援を充実させるべきなのかという問いへの応答をまとめる段階に来ていま

す．

まず，大切にすべき価値あるものに関する配慮事項として，以下の２点を挙げられます．

（１）患者が自己決定を行える余地が配慮され，患者の状態に応じて保たれているか．

（２）患者が生存する可能性が模索されているか．

次に，これらが実現するためには，前節で論じた「問い」の発動が重要になります．すなわち，単に「自分で決めてください」というだけではなく，その人なりの問いへの応答が自ずと生存につながるような営みが必要であり，また問いに応答する基本的な能力が本人にあると認められる限りにおいて，単に「生きてください」というのではなく，応答それ自体は他人が勝手に決めたのではなく本人が決めたのだと信じられることが大切です．

言うまでもなく多様な患者がいるので，少なくとも傍目には目立った他者の助けがないように見えても「問いへの応答」が行われるようなケースもあるかもしれません．問題なのは，患者や家族がおかれる社会的・精神的な状況のもとで問いが発動しにくくなるような事態です．そのようなときには「問いかける聞き手」の存在が望まれるといえます．

（３）患者が「問い」へ応答しようとすることを通して生存の可能性を自ら模索する過程が不活性である，あるいは膠着状態であるときには，問いかける聞き手がいるか．

既に述べた通り，忠彦さんの場合，ここでいう「問い」は「あなた（私）のモチベーションは何か」というものでした．この問いは具体的には多様だと考えらえます．「モチベーション」は，もともと忠彦さんの語りの中から今井医師がピックアップしたもので（第３章第２節），後に忠彦さんは講演の中で「生きる力」とも言い換えています（第５章第７節）．この「生きる力」は，当時出版された体験手記集（「生きる力」編集委員会編 2006）のタイトルとも一致していることから，多様といっても文化的な影響はあり，また主人公が生きる動機の語彙を呼びよせる表現としては汎用性もあると考えられます．しかし，あくまでも例であり，それぞれの患者に馴染みのある言葉を用いた問いでかまわない，あるいはその方が好ましいと考えられます．それぞれの患者に応じた問いの発動があり，患者がそれに応答しようとすることが肝腎です．そして，その過程がスムーズでない場合には，問いかける聞き手が対話のプロセスを具体的に引きおこすことが重要になります．

そして，これも前節で論じたように，問いへの応答は，聞き手による問いかけによってのみおこるのではなく，その前後のコミュニケーションの機会が重要になります．したがって，そうした機会に関わる聞き手たちがいるかどうかも考慮すべきです．

（4）患者がショックや混乱の中にいるとき，物語の混沌を受け止める聞き手がいるか．

（5）患者が物語を探すとき，自分の物語を差し出せる聞き手がいるか．

（6）患者が物語を紡ぎ変化していけるかもしれない場に向けて背中を押す聞き手がいるか．

（7）患者が物語を紡ぎ変化していけるかもしれない場を開き続ける聞き手がいるか．

（8）患者と聞き手たちを，記録を通して観察し俯瞰する聞き手がいるか．

患者において「問い」がうまく発動していないように見える場合，（3）～（7）の聞き手のどれかが欠けている可能性があります．（8）の聞き手がいれば，そのことが見えやすくなるでしょう．

既に述べた通り（第7章第1節（7）参照），聞き手に関しては，ひとりの人間が特定の類型に一対一で対応する必要はありません．ある聞き手を部分的に演じる人や，複数の聞き手を演じる人もいるでしょう．時間とともに異なった聞き手になる可能性も考えられます．また，どの患者にとっても，これらの聞き手がすべて同じ程度に必要と考える必要もありません．それぞれの患者の個性を観察しながら，患者個人の性質の問題としてではなく，他者との関係という視野に広げてとらえることが重要です．

ここで挙げた聞き手たちは，網羅的ではない可能性があります．この本はあくまでもひとつの事例から導き出せる含意として，重要性のある聞き手を概念化し提示したにすぎません．また，清水さんの事例においても，この本が物語の聞き手として十分に概念化できなかった人がいる可能性もあります．ここで述べたことは，今後の研究における比較の結果，追加や修正をされていく可能性に開かれています．そのように比較する営み自体が，ALSや他の病いにおいて患者と対話するとはどのようなことかを考え，よりよい支援に向かおうとすることに他ならないといえます．

（2）生存と自己決定を両立させる難しさ

しかし私たちは，たとえ生存と自己決定とを価値あるものとして大切にしたとしても，なおそれらを両立させるのは難しい局面があるかもしれない点にも目を向けなければなりません．特に第6章で述べたように，忠彦さんは今井医師の問いかけを真摯に受けとめてはいたものの，逡巡は続きました．それにともなって，広子さんのストレスと疲労は抜き差しならないほどに高まっていきました．ぎりぎりのところで，忠彦さんは事前指示書をしたためました．そして，それ以降は，事前指示書に書いた内容を自分の意思として貫徹させました．

つまり，忠彦さんは，事前指示書を書くことで自己決定を前面に押し出し，解決を図ったと解釈できます．この解決の仕方は，私たちの多くが支持できるだろう自己決定に訴えたという点で，理解と納得を得やすいものではないかと思います．とはいえ，さまざまな読者の受け止め方はあるでしょう．患者が自らの医療プロセスに参加して自己決定を行った好ましい例と受け止める人もいるでしょうし，もっと生存にこだわってほしかった，頑張ってほしかったと思う人もいるかもしれません．このように読者の反応が分かれると考えられること自体，生存と自己決定をともに満たすことの難しさを表しています．つまり，こうしたケースにおいて自己決定に頼ることは，もっと生存にこだわれたのではないかという疑念を，すべての人に対して完全には払拭しきれないように思われるのです．

逆に，忠彦さんのように自己決定を重んじたケースではなく，生存を重んじたように見えるケースに関しても，同様の問題は生じえます．たとえば，家族メンバーの誰かが強くはたらきかけて，気管切開・人工呼吸器装着に踏み切ったが，その後患者本人が「死にたい」と言うようになったケースを想像してみます．このとき，自己決定をないがしろにしたのではないかという疑念が，その家族メンバーに対して向けられる可能性，あるいは，その家族メンバー自身によってそのような疑念が抱かれ，葛藤し苦しむ可能性も考えられます．

このようにしてみると，自己決定と生存が実際に大事にされたとしても，切迫した状況において，いわば場当たり的にどちらかが優先されて事態が収拾されるやり方が，忠彦さんの例に限らず実践されているのではないか，と考えられます．すると，それぞれの決断に対して，優先しなかったもうひとつの価値基準を参照しながら，「本当にあれでよかったのだろうか」という不全感も残りやすくなります．このようにして，第1章第3節で述べた規範的な亀裂が姿を現します．この本のプロローグで述べた川口武さんの葛藤，あるいは周囲の人々の理解をどこか拒むような結末も，この規範的な亀裂のひとつの現れだったと考えられます．すると，規範的な亀裂は，時代が進んでも，当面なくなることなく，むしろ何らかの形で人々に経験され続けるものではないかと考えられます．

（3）支援のための基盤について

ここで次に考えたいのは，私たちがいま規範的な亀裂にどう向き合えるのかです．第1章第2節で，ALS 患者が生存を選び取っていくには，技術の進歩や公的支援制度の拡充による選択肢を「魅力的な選択肢」と意味づける自己が要件となることを述べました．これには，たとえば通所・入所施設の場合であれば「家族を楽にするために私はここに来る」という以外に動機の語彙（第3章第2節コラム⑦）をそもそも語れるのかという意味での「選択肢」の質と，その選択肢を「魅力的」とする自己の形成，というふたつの側面からそれぞれ考える必要があります．ここでは，まず前者について考えます．

第1章第1節で述べたように，技術の進歩によって生存を選びやすくなります．また，技術だけでなく，患者と家族の負担を軽減する公的な支援制度も前進している部分はあります．しかし，これには（手が届かないという意味での）限界，また場合によっては縮小ないし後退の危険もともないます．

ここで私たちは，忠彦さんが口癖のように言っていた「どこも自分を受け入れてくれないのではないか」という言葉に再度注意を向けるべきでしょう．この言葉には，この後本節（4）で述べるように，忠彦さん自身がどう変わりうるのかという問題もコインの裏表のように付いているのですが，そうだとしても，何の根拠もない忠彦さんの妄想ではなく，彼にそう思わせる状況があったのではないかと考えられます．第５章第５節では，当時忠彦さんが通っていたデイ・サービスが，胃ろう造設後の継続利用に難色を示していました．施設側にも事情があったことが想像されます．それを明らかにすることはここではできませんが，ひとつの背景要因として，広く用いられるようになってまだ日が浅かった胃ろうの扱いについてノウハウがなく，それを背後から支えるような医療との連携が希薄であるがゆえに，施設側が自信をもてなかった可能性が考えられます．したがって，「選択肢」の質を考えるにあたって，福祉サービスである通所（もしくは入所）サービスと医療との連携というポイントが浮上してきます．おそらくこれは新規の発見ではなく，これまで多くの現場で課題とされ，取り組まれてきたことだと思われます．また，忠彦さんの死後，ヘルパー向けの研修やレスパイト入院などの取り組みが各地で始まったことなど，公的支援制度それ自体の変化も視野に入れるべきです[9]．そのうえで，ひとつひとつの事例を振り返りながら，課題として忘れることなく意識し続けるべきではないかと考えられます．

また，第６章第５節で，忠彦さんは，ある介護施設のデイ・サービスに見学に行った感想として「周りは認知症で自分よりも高齢の人が多い，そうすると自分は一日じっと座ってばかりになって，気がおかしくなりそうだ」と語っていました．介護保険によるデイ・サービスは，1990年代に，草の根の市民活動として，家庭の外側で認知症をもつ人が過ごす居場所を作るようにする動きがあった流れをふまえて制度化されました．そこでは，まずもって介護に疲弊する家族が自分を取り戻すための時間をひねり出すことに主眼があったため，その時間を利用者本人がどう過ごすかについては，各事業所においては苦心して考えられたでしょうが，社会的な関心としてはあくまでも二義的な問題だったと言っても，言い過ぎにはならないでしょう．しかし，認知症の人の受け皿としての通所施設等がある程度まで定着すると，利用者には多様な人が混じっている点も目立ってくると考えられます．すると，単純に家族の時間を創るだけにとどまらず，通所・入所施設で過ごす人々にとって，そこで過ごすことがどのような意味をもつのか，つまり受け皿としての質の問題が重要になってきます．この課題は，特に制度を維持しようとして財政的なコントロールを効かせようとするとき，しばしば脇に押しやられるので，私たちの社会において常に問題的であり続けるでしょう．

このことは，福祉サービスにおけるマン・パワーの問題にもつながっています．第６章第５節で，忠彦さんは，この時期利用しはじめた施設を，とても気に入っていたにもかかわらず，夜間のトイレの問題が継続利用を困難にしたという出来事がありました．第６章コラム⑩では，「自立性」の観念もしくはイメージを極力尊重するうえでも，また逆に「自立性」の観念もしくはイメージを手放すための交渉を行ううえでも，「環境」の側にある程度の余裕が必要ではないかと述べました．たとえば夜間スタッフの数がぎりぎりであるといった問題が当然の前提となると，そうした余裕は生じにくいと考えられます．

以上のように，忠彦さんの経験から，選択肢としての公的支援制度について，その内実を吟味することができます．もちろん，個人の体験から導かれるものには限界があり，こうした問題への対応には，時期や地域による差が少なからずある可能性はあります．その点を十分にふまえながら，利用者の視点に接近して支援サービスの点検を行うことは，重要といえます．

（４）変わる自己の可能性，キャラクターの機能的両義性

さて，ここまでは生存のための「選択肢」そのものの質について論じたので，今度は，もうひとつの側面，すなわち選択肢を「魅力的」とする自己の形成について考えます．どのような支援サービスも，あらかじめ意味が定まったものではなく，生きるための「魅力的」な選択肢と患者（または家族）が意味づける過程が求められる余地を残します．

第６章第５節で，清水さんの訪問看護を担当していた長谷川実奈子さんが，清水さんが試しに一度利用した施設について，後になってから「コーヒーを飲みたかった」という要望を言われたエピソードがありました．長谷川さんは要望書を書いて施設に渡してみてはどうかと提案しましたが，実現されませんでした．これは些細な出来事のように見えますが，「受け皿」としての施設を少

しでも自分にとって快適な「居場所」に変えていこうとする主人公が不在であったことを示しています．施設側にもできることとできないことがあり，交渉しても結果は同じという場合もあるでしょう．しかし，ここでの忠彦さんからは，そうした交渉を試してみて，少しでも可能性があるならば「居場所」を開拓していってでも広子さんの負担を減らし，現在の生活を長く持続させようという意気込みは感じられません．むしろ，「どこも自分を受け入れてくれないのではないか」という思いから来る一種の諦め，もしくは施設など周囲の事情を配慮する慎ましさによって性格づけられるように見えます．

このようにしてみると，清水さんの事例から私たちが学ぶことができるのは，「キャラクター」がもつ機能的両義性です．まず，生存のための選択肢が未だ十分ではない情況にあって，患者がキャラクターをいわば武器にして苦境を突破する可能性はあります．当初あまり居心地がよくない場でも，それを変える一種の厚かましさが主人公にあれば，何度でも交渉に臨むだろうと考えられます．第３章で今井医師が要請していた「新しい生を得て，新しいチャレンジ」に挑むキャラクター，あるいは，広子さんに要請した（自己犠牲的ではなく）自己本位的なキャラクターは，上に述べた厚かましさにつながると考えられます．なぜなら，それまでの自分とは断絶した「新しい生」においてチャレンジする主人公は，自分にあった居場所の開拓にも積極的になるでしょうし，自己本位的な家族は，自分の介護力の限界を示すことで，居場所の開拓の必要性を本人に認識させると考えられるからです．

しかし，その一方で，「選択肢」の未熟さが，患者のキャラクター設定に依存する危険も考えられます．つまり，福祉サービスが患者にとって魅力的な選択肢として映る潜在性に乏しい場合，患者の側の強いキャラクター設定に頼らざるをえなくなる，ということです．その場合のキャラクターは次のような特徴を特に求められる可能性があります．第一に，欲求に忠実なキャラクター．これは，清水さんの例に引きつけると「私はコーヒーを飲みたい！！」という欲求をあらゆる遠慮に抗して表現するようなキャラクターを指します．ここでは飲食のような生理的欲求を念頭においていますが，その他にも，たとえば「私は，とにかく外出がしたいのだ！！」といった例のように，とにかく自分にとって重要な「やりたいこと」にまで拡張して考えられるでしょう．第二に，交渉と妥協に積極的なキャラクター．清水さんの例に引きつけると，先ほどのコーヒーのことにせよ，夜間の排泄の仕方にせよ（第６章第５節参照），自分の欲求に忠実な表現を行いつつ，福祉サービス事業者や医療者，行政などと積極的に渡り合う性格を指します．また，単に自分の欲求の実現に向けて押し通そうとするだけでなく，状況や相手によって妥協すること（排泄の例でいえば，夜間のみポータブルトイレやおむつの使用を了承すること）にもやぶさかではない一面をもつでしょう．

ここにおいて私たちは，物語におけるキャラクターがもつ基本的な性質に立ち返ってみた方がよいかもしれません．キャラクターは，現実の語り手がもっている「性格」を忠実に反映しているように見えるとは限りません．むしろ，その一部分が強調されていたり，場合によっては新しい要素を含んだりもします．第１章第４節（２）で，困難な出来事に遭遇して今までの自分らしさを思い出すようなケースがあると述べたように，問題的な状況への反応として，現実の語り手の性格のある部分がことさらにクローズアップされて主人公が性格づけられる，あるいは，現実の語り手がもっているとは思われないようなキャラクターとして主人公が性格づけられることがありうる，ということです（第５章第８節（２）も参照）．

キャラクターは，それにそぐう主人公の行為の一貫性を求めます．したがって行為そのもの，もしくはそれが組み込まれた物語の筋（プロット）が必ずしもはっきりしたものでない場合，キャラクターは，多様な状況に対峙していくための一種の資源として期待されやすいと考えられます．第３章で今井医師が，ありうる物語の筋に支持を表明するだけでなく，キャラクター変容を提言したのにも，この点が関わっていると考えられます．このように考えると，おそらくALSだけでなく他の困難な病いにおいても，物語のキャラクターに着眼して患者や家族を観察し，場合によってはその変容に関与することは，有望な支援のあり方と考えられます．

しかし，それはあくまでも変化の可能性を刺激するということであって，「変えられる」ということとイコールではありません．なぜなら，主人公をどう性格づけるのかは，あくまでも語り手の裁量によるものだからです（この点をはっきり意識できる点が，ナラティヴ・アプローチの認識利得のひとつといえます）．したがって，「病いをもつ人（あるいは，その家族）が自分を変えさえすればよい」と考えるべきではありません．本節（3）で述べた「選択肢」の質に問題が残っている場合，それを解決する要素として「キャラクター」が強調されすぎると，キャラクターが生存のための条件として扱われてしまい，「あの患者は性格的に（気管切開・人工呼吸器装着を行って生きることが）難しいかもね」などと言われてしまいかねません．また，特に既述したキャラクター，すなわち欲求に忠実で，交渉と妥協に積極的なキャラクターは，しばしば基盤となる表現力，特に言語的表現力に負うところがあり，そうした能力も条件として扱われてしまうかもしれません．

このようにしてみると，人々が自己物語を変化させるプロセスから支援のためのヒントを導きだせると同時に，物語の変化に期待してしまう（期待せざるをえない）ことにも注意が必要であることがわかります．これらをいずれも視野に収め，たとえどんなに気が重くても，規範的な亀裂に目を向け続けるべきである．このことが，忠彦さんの開かれた身体に対してこの本ができるもうひとつの応答といえます．

注

1） 広子さんが，献身的に介護する自己犠牲的なキャラクターをまったく拒絶していたのかという点についても注意が必要です．というのも，第6章第6節で，今井医師から，忠彦さんを入院させて，夫婦が互いに距離をおいて今後について考えるべきだという提案を受けたとき，広子さんはためらいを見せていたからです．ここには，自己犠牲的なキャラクターを演じ続ければ燃え尽きてしまうと感じる一方で，献身的に介護すること自体もまた広子さんのアイデンティティの一部分を構成していたという両義性がうかがえます．

2） とはいえ，話の内容によっては，たとえピアであっても耐え難いというケースも考えられます．物語の混沌はピアによってのみ聴かれるべきという主張は導かれない点に注意が必要です．また，ピアであれば誰でも自動的に聴けるわけではない，という点にも注意が必要です．

3） 忠彦さんの他にも「保険のために着けた」と語る患者会メンバーもいました．それらの自己物語の呈示は，他の参加者たちにも影響を与えていった思われます．その様子については，伊藤編（2013: 28―29）を参照してください．

4） これと同時に強調しておきたいのは，この本は，今井医師が実践するALS医療の全体像をとらえるものではないという点です．それはおそらく，それぞれの患者と家族に対して「問いかけ」の度合いと内容を変化させながら，また，本研究で医療ソーシャルワーカーとの役割分担が垣間見えたように，他職種とのチームとしての連携を大切にしながらアプローチするさまざまなバリエーションを含んでいると考えられます．この本が扱ったのは，あくまでもその一端といえます．

5）もっとも，問いかける聞き手があくまでも「問いかけ」に留まる合理性は，それにとどまらないと考えられます．というのも，「モチベーション」の例について考えてみると，他人によって与えられたと思う「モチベーション」では「あなたが言ったから私は長く生きることを選んだのだ」という筋の物語を語ることにつながりやすく，介護者との間に軋轢（あつれき）が発生する可能性があるからです．それに対して，自ら作ったと信じられる物語は，それにふさわしい振る舞いを語り手に求めるため，長期的な人生ないし生活の責任主体であり続けることを要求できる拠り所として機能します．

このことについて考えを深めるには，より多くの長期的な研究を蓄積し，自己イメージと自己決定の信憑性がどのように担保されたりされなかったりするのかを分析することが必要でしょう．また，脳神経機能の問題をもつ人の中には，自分のイメージを他者とのコミュニケーションにのせることや，「決定」を自らの振る舞いとして示すことが現実的に難しい人もいると思われるので，ここで示すのとは異なる――おそらく，聞き手の側が「答え」も与えつつ共に生きるような――過程も可能性としては考えられます．

6）記録をとるという点でこの本と似ているけれども，少し性格の異なるところもあるのが，アクション・リサーチの研究者たちです（長谷川 2009, 2010, 2011a, 2011b; 堀田 2009; 西田 2009, 2010, 2011, 2015; 山本 2009, 2010, 2011, 2012）．これらの研究においては，生存に向けて支援しつつ記録する営み自体が，患者の生きたいという声に耳を傾けることにつながっているといえます．その点で，これらの研究者たちは，この本がいう記録する聞き手と重なると考えられますが，ただし，ここで論じた特質，すなわち自分自身も含めた聞き手たちの存在，あるいは生存と自己決定へのコミットの仕方を俯瞰的に観察するという特質については，必ずしも含まれているとはいえないように思われます．

7）この点は，語り手に対して積極的なはたらきかけを行うタイプの聞き手に当てはまりやすいように見えるかもしれませんが，案外そうとも言い切れません．たとえば，村上達是さんが清水さん夫妻に向けて演じて見せた物語についてみても（第５章第２節），もし村上さんが，清水さんがその時とは異なった病状や精神的状態にあるときに再び会ったとして，果たして同じ物語を演じるだろうかと想像してみることができます．その答えは結局わからぬままではありますが，いずれにせよ，物語を差し出す聞き手としてのピアは，相手の反応によって，どのような物語を差し出すのかを変えうると考えられます．このことは，ピア・サポートにおいて，いわゆるピア・サポーターの側からいつでも同じ物語を語ってあげなければならないわけではない，という実践的な含意を導くでしょう．

8）講演においてこの声が最初に姿を見せたのは，2008年8月1日に行われた講演（4）の中の「呼吸器について」と題されたスライドを説明するための原稿です（「勿論，自分はまだ64才になったばかりで死にたいわけではありません」）．その後，リハビリテーション専門職を対象に患者会活動について語る講演（5）を除いて，この言葉は変わることなく語り続けられました．2009年6月15日に行われた講演（7）では，年齢が64歳から65歳に，スライドのタイトルが「ALSと向き合う――呼吸器について」に変更されていますが，それ以外の内容は変わっていません．

ただし，細かくみると，最後の方の講演では次のような変化がありました．第6章第7節で述べたように，2009年11月26日に行われた講演（10）の途中から忠彦さんは自力で原稿を読み上げるのを断念し，私が代読しました．また，講演（11）でも，忠彦さんは途中で自力で読むのを断念し，私が当該のスライドを含めて多くの部分を代読しました．つまり，それらの講演では，生存欲求の声は読み上げ用原稿には確かにあったけれども，実際の語りの場である講演においては，彼自身が語ったわけではないという見方も可能です．ちなみに講演（10）は彼が事前指示書をしたためた直後の講演であり，当該スライドのタイトルも「ALSと向き合う」から「ALSとともに」に変わっていました（サブタイトル「呼吸器について」はそのまま）．このタイトルをなぜ変えたかはわかりませんが，「向き合う」という言葉に彼が「向き合って（生存の可能性を）検討する」というニュアンスを感じていたと解釈するのは，いささかうがちすぎかもしれませんが，可能性がないとはいえません．つまり，もう人工呼吸器（TPPV）は採用しないと決めた以上，「向き合う」という言い方はそぐわない，と彼が感じたのかもしれません．もしそうだとすると，生存欲求の声は最後の方の講演で弱まり始めた，という解釈もできないわけではありません．

9）忠彦さんの死後，富山県でもいくつかの動きがありました．ひとつは，レスパイト入院事業が2010年秋からスタートしたことです．医療機関間の連携の核になる難病医療拠点病院が中心となって，協力する医療機関にベッドを確保し，家族のレスパイトを目的とした入院を受け入れる（年間14日以内，予算は県と国が折半）という内容でスタートしました．

また，これとほぼ同じ時期に，障害者福祉サービスとして既にあった重度訪問介護を活用して在宅療養を行うやり方が徐々に広がり始めました（伊藤 2013）.

さらに，2012年から，痰吸引および胃ろうに関するヘルパー向け研修も開始されました．自力で痰を出せなくなった人の痰吸引は，自宅療養を行うにあたって大きな障壁になってきたことは既に述べましたが（第３章注３参照），日本 ALS 協会が署名活動を行った結果，2003年に厚生労働省は，訪問看護師等との連携で患者と同意書を交わし，医師・看護師等から訓練を受けたヘルパーが，その患者に限って痰の吸引をすることを容認しました．2005年には，適用範囲が ALS 以外の人にも拡大されています（2005年３月24日厚生労働省通知（医政発第0324006号））．他方で，1990年代から2000年代にかけて，胃ろう造設の診療報酬点数は段階的に上がっており，普及が進んだことがうかがえます（伊藤 2013: 37―38）．こうした流れの中で，より多くの介護職が痰吸引および経管栄養の管理を担えるように，「喀痰吸引等研修」が国によって整備されました．

これらの制度によって，ALS 患者および家族にとっての選択肢の内容がより豊かになったといってよいかもしれません．ただし，それらがどの程度活用されているのか，患者と家族にとってどれぐらい使い勝手のよいものかといった点については，限界や地域差などの課題も考えられるため，慎重な点検が必要でしょう．

エピローグ

清水忠彦さんが亡くなってしばらくたった2010年４月８日，中川美佐子さんから追悼の意をこめて集まろうという話があり，野村明子さんと３人で清水さん宅を訪ねました．ちょうどその日は忠彦さんの誕生日の前日であり，広子さんがケーキを買って用意してくれていました．上にのったチョコレート板には「忠彦さんありがとう」．ひとしきり世間話をした後，ケーキの上のろうそくに火をつけて，皆で息を吹きかけて消しました．その時，野村さんがぽつりと言いました．振り返ってみると，よく頑張ったよね．中川さんも言いました．夢に出てほしくない？　頼んだら出てくるぜ，きっと．すると，広子さんは笑い出しました．出てきてほしくありませんよ．やることはやりましたから．広子さんは，今はけっこうすっきりした気分なのだと言いました．ああすればよかった，こうすればよかったとは，あまり思わない．むしろ，やることはやった，という感じが強い，と．

その後の日々を過ごす中で，今度は私が広子さんに子育てを助けてもらうことになりました．休日に仕事が入った時，まだ幼かった二人の子どもを預ける先のひとつになってもらったのです．

アーヴィング・ゴッフマンは，調査方法について述べた講演の中で，フィールドワーカーは，できるだけ身ひとつに近い状態で現場にいるべきだと論じています（Goffman 1989=2000: 20）．これを私なりに解釈すると，フィールドワーカーは，現場にいる間できるだけ長く，観察すると同時にさまざまな人から話しかけられたり，それをきっかけとしたかかわりが生じたりするように自らの身体を開いておく必要があり，そこからの「逃げ道」になるようなものは自ら省いて律しなければならない，ということだと思います．すると，現場に家族を連れていくことは，家族をきっかけにした新たな会話の発生もありえますが，一方では最悪の「逃げ道」にもなるので，まさに「ご法度」になるわけです．この考えは非常によく理解できるので，もともと私はフィールドで出会った人々と家族ぐるみの付き合いをすることには慎重でした．

しかし，その方針を変えさせる出来事がおきました．ある日「清水さんの会」（第5章注3参照）に参加した後，保育園に長女を迎えに行った時のことです．忠彦さんから，食べ物のおすそ分けを渡すのを忘れたからどこかで会えないかというEメールが届きました．こうして私は長女をともなって待ち合わせ場所に向かったわけですが，その時長女を初めて見た広子さんの満面の笑顔を，今でも忘れることができません．私は思いました．もし子どもが癒しになるのであれば，この際「それもあり」ではないだろうか．ゴッフマンの助言は，フィールドに自らが馴染んでいくプロセスにおいては確かに重要だが，そこで過ごす期間が長くなってくると，柔軟に使い分けられてよいのではないだろうか．

それから，私は清水さんの自宅や病室にたびたび家族をともなって訪れるようになりました．この方針転換は，私にとっては気を遣う部分よりも精神的な救いになる部分の方が多かったように思います．なぜなら，観察するだけの研究者にはまったく備わっていない癒しの機能を，子どもを利用して提供できているように感じられたからです．そして，忠彦さんが亡くなった後は，こちらも子育てを助けてもらう存在となり，弱さに関してはお互い様と感じることもできました．この本で私は自分自身を「記録する聞き手」と特徴づけましたが，それはフィールドワークでの人とのかかわりをすべてカバーする概念ではありません．身ひとつに近い状態で居続けることは場合によって難しいし，むしろ過度にこだわらず自然な流れに任せた方がよいのかもしれません．

こうして，私は忠彦さんと，そして彼が亡くなった後も広子さんと安定した関係を保ちながら，あとは研究成果を出すだけと念じ続けました．しかし，思った以上に時間がかかりました．その主な原因は，端的に自分に何が言えるのか考えが定まらなかったからですが，自分の中の強い印象から一歩引くことが難しかったところもあります．とりわけ，清水さん夫妻とともに今井尚志先生のもとを最初に訪れた診察では（第3章），あたかも互いの魂が擦れ合うような雰囲気に飲み込まれ消耗してしまい，ホテルの部屋に戻るとそのまま倒れ込んでしばらく動けなかったのを覚えています．一個の人間としてひるまずぶつかっていくような今井先生のアプローチには何か重要なものが含まれているように感じられてなりませんでしたが，さてそれをどのように論理的に説明できるのか，データを抱え込んだまま，試行錯誤の日に出口は見えませんでした．また，忠彦さんが亡くなる時に近づく第6章の後半では，データに愛着を感じる割に筆が進まず，一体何のためにその部分を書いているかわからなくなったこともしばしばありました．

今ようやく筆をおくことができそうです．一番の感謝は，もちろん私をそばに置いてくださった清水さんご夫妻に．次に，この本で重要な登場人物になっていただき，聞き手について多くのことを教えていただいた素晴らしい皆様に．清水さんに関わったにも関わらず，この本で聞き手として特徴づけられなかった方々に対しては，本当に力不足を申し訳なく思います．それから，断片的な草稿を読んでコメントをいただいた水津嘉克さん，佐藤恵さんをはじめ，ひとりひとりお名前を挙げることはできませんが，研究仲間の皆様にも深く感謝いたします．以前の拙編著（伊藤編 2013）でお世話になって以来，この本を待ち望んで下さった井上芳郎さん，編集に携わって下さった山中飛鳥さんはじめ晃洋書房の皆様に厚く御礼申し上げます．最後に，私の調査研究に巻き込まれながら見守ってくれた妻みどり，長女楓香，次女音葉に感謝の意を表します．

2020年6月　富山にて

伊藤智樹

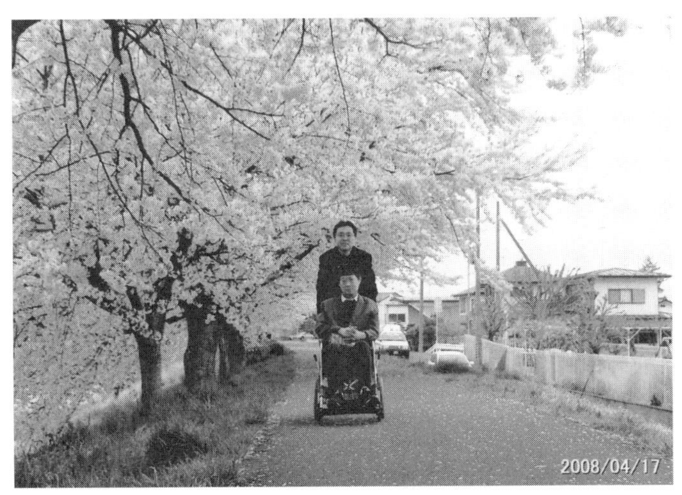

宮城県の桜並木にて
（2008年4月17日）

参考文献

本文および注の中で，著者名と出版年のみ表記した文献に関する詳細な情報をここに挙げます．著者名アルファベット順に並べます．

各文献の表記の仕方については，日本語の本の場合は，著者名，出版年，タイトル，出版社名の順に表記しています．本や雑誌の一部分である論文の場合は，著者名，出版年の次に，まず論文のタイトルを表記してから，その後に本や雑誌の名前を表記します．外国語文献の場合も，基本的に同様ですが，著者名をアルファベット順で並べるため，冒頭のみファースト・ネームとファミリー・ネームとを入れ替えています．

その他，詳細な表記法については『社会学評論スタイルガイド』「4．文献」（日本社会学会ホームページ，2020年10月21日取得，https://jss-sociology.org/bulletin/guide/document/）におおむね準拠していますので，必要であればそちらを参考にしてください．

Abbott, H. P., 2008, *The Cambridge Introduction to Narrative*, 2nd ed., Cambridge: Cambridge University Press.

浅野智彦，2001，『自己への物語論的接近――家族療法から社会学へ』勁草書房．

荒井浩道，2013，「〈聴く〉場としてのセルフヘルプ・グループ――認知症家族会を事例として」伊藤智樹編『ピア・サポートの社会学――ALS，認知症介護，依存症，自死遺児，犯罪被害者の物語を聴く』晃洋書房，33-68．

Berger, P. L. and T. Luckmann, 1966, *The Social Construction of Reality: A Treatise in the Sociology of Knowledge*, New York: Doubleday & Company.（山口節郎訳，1977，『日常世界の構成――アイデンティティと社会の弁証法』新曜社．）

Briscoe, W. P. and R. L. Woodgate, 2010, "Sustaining Self: The Lived Experience of Transition to Long-Term Ventilation," *Qualitative Health Research*, 20（1）: 57-67.

Brown, J. and J. Addington-Hall, 2008, "How People with Motor Neurone Disease Talk about Living with Their Illness: A Narrative Study", *Journal of Advanced Nursing*, 62（2）: 200-208.

Cipolletta, S., G. R. Gammino and A. Palmieri, 2017, "Illness Trajectories in Patients with Amyotrophic Lateral Sclerosis: How Illness Progression is Related to Life Narratives and Interpersonal Relationships", *Journal of Clinical Nursing*, 26: 5033-5043.

Foley, G., V. Timonen and O. Hardiman, 2014, "Exerting Control and Adapting to Loss in

Amyotrophic Lateral Sclerosis," *Social Science & Medicine*, 101: 113–119.

Forster, E. M., 1927, *Aspects of the Novel*, London: Edward Arnold.（中野康司訳，1994，『小説の諸相（E. M. フォースター著作集８）』みすず書房.）

Frank, A. W., 1990, "Bringing Bodies Back in: A Decade Review", *Theory, Culture & Society*, 7 : 131–162.

————, 1991, "For a Sociology of the Body: An Analytical Review," Featherstone, M., M. Hepworth and B. S. Turner eds., 1991, *The body: Social Process and Cultural Theory*, London: Sage, 36–102.

————, 1995, *The Wounded Storyteller: Body, Illness, and Ethics*, Chicago: The University of Chicago Press.（鈴木智之訳，2002，『傷ついた物語の語り手――身体・病い・倫理』ゆみる出版.）

Goffman, E., transcribed and edited by L. H. Lofland, 1989, "On Fieldwork," *Journal of Contemporary Ethnography*, 18（２）: 123–132.（串田秀也訳，2000，「フィールドワークについて」好井裕明・桜井厚編『フィールドワークの経験』せりか書房，16–26.）

芳賀学・菊池裕生，2006，『仏のまなざし，読みかえられる自己――回心のミクロ社会学』ハーベスト社.

Gergen, K. J. and M. M. Gergen, 1983, "Narratives of the Self", T. Sarbin and K. E. Scheibe eds., *Studies in Social Identity*, New York: Praeger, 254–273.

Good, B. J., 1994, *Medicine, Rationality, and Experience: An Anthropological Perspective*, Cambridge: Cambridge University Press.（江口重幸・五木田紳・下地明友・大月康義・三脇康生訳，2001，『医療・合理性・経験――バイロン・グッドの医療人類学講義』誠信書房.）

長谷川唯，2009，「独居 ALS 患者の在宅移行支援（二）――二〇〇八年六月」立命館大学生存学研究センター編『生存学 Vol. 1』生活書院，184–200.

————，2010，「自立困難な進行性難病者の自立生活――独居 ALS 患者の介助体制構築支援を通して」『コア・エシックス』 6 : 349–359.

————，2011a，「進行性難病者の自立生活――独居 ALS 患者の入院生活支援を通して」『立命館人間科学研究』22: 57–71.

————，2011b，「家族の支援がない重度障害者の在宅移行支援体制の検討――医療的ケアを要する単身の ALS 患者を対象として」『コア・エシックス』 7 : 249–259.

日笠晴香，2007，「予め決めておく――事前指示をどう考えるか」清水哲郎編『高齢社会を生きる――老いる人／看取るシステム』東信堂，47–68.

堀田義太郎，2009，「独居 ALS 患者の在宅移行支援（四）――課題・要因・解決方策」立命館大学生存学研究センター編『生存学 Vol. 1』生活書院，218–235.

「生きる力」編集委員会編，2006，『生きる力――神経難病 ALS 患者たちからのメッセージ』岩波書店.

伊藤智樹，2009，『セルフヘルプ・グループの自己物語論――アルコホリズムと死別体験を例に』ハーベスト社.

――――，2010，「英雄になりきれぬままに――パーキンソン病を生きる物語と，いまだそこにある苦しみについて」『社会学評論』241: 52―68.

――――，2012a，「『自己決定』と『生存』のジレンマ――立岩真也『ALS』に読む秩序構想と実証的研究との関係」米村千代・数土直紀編『社会学を問う――規範・理論・実証の緊張関係』勁草書房，183-195.

――――，2012b，「病いの物語と身体――A・W・フランク『コミュニカティヴな身体』を導きにして」『ソシオロジ』173: 121-136.

――――，2013，「医療的ケアを要する人はどこで生きられるのか――家族の内側／外側からの生きる場の創造の最前線」天田城介・川崎聡大・伊藤智樹編『社会的弱者との真の共生を目指して――医療・福祉・教育の連携と提言（交響するアジア 3）』富山大学出版会，34-64.

――――，2014，「自己と社会――社会学的自己論から現代社会へのアプローチ」船津衛・山田真茂留・浅川達人編『21世紀社会とは何か――「現代社会学」入門』恒星社厚生閣，18-29.

――――，2017，「自己物語論」日本社会学会理論応用事典刊行委員会編『社会学理論応用事典』丸善，230-231.

伊藤智樹編，2013，『ピア・サポートの社会学――ALS，認知症介護，依存症，自死遺児，犯罪被害者の物語を聴く』晃洋書房.

片桐雅隆，2000，『自己と「語り」の社会学――構築主義的展開』世界思想社.

Kleinman, A., 1988, *The Illness Narratives: Suffering, Healing and the Human Condition*, New York: Basic Books.（江口重幸・五木田紳・上野豪志訳，1996，『病いの語り――慢性の病いをめぐる臨床人類学』誠信書房.）

川口武久，1985，『続しんぼう――生きて生かされ歩む』静山社.

川口有美子，2012，「難病患者の医療と介護――ALS 当事者と家族の視点から」シリーズ生命倫理学編集委員会編（大森雅之・徳永哲也責任編集）『高齢者・難病患者・障害者の医療福祉（シリーズ生命倫理学第 8 巻）』丸善出版，147-164.

Locock, L., S. Ziebland and C. Dumelow, 2009, "Biographical Disruption, Abruption and Repair in the Context of Motor Neurone Disease," *Sociology of Health & Illness*, 31 (7): 1043-1058.

前田泰樹，2015，「『社会学的記述』再考」『一橋社会科学』7（別冊）: 39-60.

Mead, G. H., 1934, *Mind, Self, and Society: From the Standpoint of a Social Behaviorist*, edited with an Introduction by C. W. Morris, Chicago: The University of Chicago Press.（稲葉三千男・滝沢正樹・中野収訳，1973，『精神・自我・社会』青木書店.）（河村望訳，1995，『精神・自我・社会（デューイ＝ミード著作集６）』人間の科学社.）

Mills, C. W., 1940, "Situated Actions and Vocabularies of Motive", *American Sociological Review*, 5（6）: 904–913, reprinted in I. L. Horowitz ed., 1963, *Power, Politics and People: The Collected Essays of C. Wright Mills*, New York: Oxford University Press.（田中義久訳，1971，「状況化された行為と動機の語彙」青井和夫・本間康平監訳『権力・政治・民衆』みすず書房，344–355.）

箕岡真子，2012，「認知症ケアの倫理」，シリーズ生命倫理学編集委員会編（大森雅之・徳永哲也責任編集）『高齢者・難病患者・障害者の医療福祉（シリーズ生命倫理学第８巻）』丸善出版，63–87.

箕岡真子・稲葉一人，［2008］2019，『ケースから学ぶ高齢者ケアにおける介護倫理　第２版』医歯薬出版.

Mistry, K. and J. Simpson, 2013, "Exploring the Transitional Process from Receiving a Diagnosis to Living with Motor Neurone Disease," *Psychology & Health*, 28（8）: 939–953.

日本神経学会（監修），「筋萎縮性側索硬化症診療ガイドライン」作成委員会編，2013，『筋萎縮性側索硬化症診療ガイドライン2013』南江堂.

西田美紀，2009，「独居 ALS 患者の在宅移行支援（一）――二〇〇八年三月～六月」立命館大学生存学研究センター編『生存学 Vol. 1』生活書院，165–183.

――――，2010，「重度進行疾患の独居者が直面するケアの行き違い／食い違いの考察――ALS 療養者の一事例を通して」『コア・エシックス』 6 : 311–321.

――――，2011，「医療的ケアが必要な難病単身者の在宅生活構築――介護職への医療的ケア容認施策に向けた視点」『コア・エシックス』 7 : 223–234.

――――，2015「進行性難病独居 ALS 患者の癌の看取り」立命館大学生存学研究センター編『生存学 Vol. 8』，127–148.

斎藤清二，［2012］2016，『医療におけるナラティブとエビデンス――対立から調和へ［改訂版］』遠見書房.

Sakellariou, D., G. Boniface and P. Brown, 2013, "Experiences of Living with Motor Neurone Disease: A Review of Qualitative Research," *Disability and Rehabilitation*, 35（21）, 1765–1773.

田中恵美子・土屋葉・北村弥生・植竹日奈，2004，「告知するということ：医療従事者の語りから」植竹日奈・伊藤道哉・北村弥生・田中恵美子・玉井真理子・土屋葉・武藤香織『「人工呼吸器をつけますか？」——ALS・告知・選択』メディカ出版，61-82.
立岩真也，2004，『ALS——不動の身体と息する機械』医学書院.
坪井知正，2016，「在宅 NPPV 症例における睡眠の質と健康関連 QOL」『難病と在宅ケア』22（9）: 35-38.
White, M. and D. Epston, 1990, *Narrative Means to Therapeutic Ends*, New York: W. W. Norton & Company.（小森康永訳，1992，『物語としての家族』金剛出版.）
Whitehead, B., M. R. O'Brien, B. A. Jack and D. Mitchell, 2012, "Experiences of Dying, Death and Bereavement in Motor Neurone Disease: A Qualitative Study," *Palliative Medicine*, 26（4）: 368-378.
山本晋輔，2009，「独居 ALS 患者の在宅移行支援（三）——二〇〇八年七月」立命館大学生存学研究センター編『生存学 Vol. 1』，201-217.
————，2010，「重度身体障害者の居住支援——単身 ALS 罹病者の転居事例を通して」『コア・エシックス』6 : 451-460.
————，2011，「独居 ALS 患者の病状進行過程における住生活実態と諸課題」『コア・エシックス』7 : 311-321.
————，2012「医療的ケアを要する重度身体障害者の住生活実態——家族の支援がない独居 ALS 患者の事例を対象として」『コア・エシックス』8 : 397-409.
山崎章郎，［1990］1996，『病院で死ぬということ』文藝春秋.
山崎摩耶，2006，『マドンナの首飾り——橋本みさお，ALS という生き方』中央法規.
Young, J. M. and P. McNicoll, 1998, "Against All Odds: Positive Life Experiences of People with Advanced Amyotrophic Lateral Sclerosis," *Health & Social Work*, 23（1）: 35-43.

巻末資料：講演一覧

忠彦さんが行った講演で資料が残っているものは次の通りです．忠彦さんが講演（1）以前にも体験発表を行っていたこと自体は，記録に残っていますが（第5章第3節参照），ここでは省いています．なお，私は講演（1）を除くすべてに同席しています．

講演（1）：2007年12月7日　富山市居宅介護支援事業者連絡協議会　Cブロック　地域のネットワーク事業　情報交換会

講演（2）：2008年1月17日　富山県保健・医療・福祉連携研修会（富山県・富山県医療ソーシャルワーカー協会共催）

講演（3）：2008年3月16日　全国難病センター研究会第10回大会（一般発表）

講演（4）：2008年8月1日　富山県立総合衛生学院

講演（5）：2008年10月31日　平成20年度地域リハビリテーション従事者専門研修会

講演（6）：2008年11月27日　富山大学医学部看護学科

講演（7）：2009年6月15日　高岡市医師会看護専門学校

講演（8）：2009年7月22日　富山県立総合衛生学院

講演（9）：2009年10月16日　富山福祉短期大学

講演（10）：2009年11月26日　富山大学医学部看護学科

講演（11）：2009年12月24日　富山市立看護専門学校

本書をご購入いただいた方のうち，視覚障害，肢体不自由などの理由で書字へのアクセスが困難な方を対象に，本書のテキストデータを提供いたします．希望される方は，以下の方法にしたがってお申し込みください．

お名前，メールアドレスを明記の上，本書カバー折り返しにあるテキストデータ引換券（コピー不可）を下記までお送りください．

・データはメール添付にてお送りいたします．
・データはテキストのみで，図表などの図版データは含まれません．
・内容の改変や流用，第三者への貸与，配信，ウェブ上での公開などは著者権法で禁止されております．その他，営利を目的とした利用はお断りいたします．

〒615-0026
京都市右京区西院北矢掛町７番地
晃洋書房編集部 『開かれた身体との対話』テキストデータ係

《著者紹介》

伊藤智樹（いとう　ともき）

1972年　愛媛県生まれ

1999年　東京大学大学院人文社会系研究科博士課程単位取得退学　博士（社会学）

現　在　富山大学学術研究部人文科学系（人文学部社会文化コース（社会学））教授

主要業績

伊藤智樹『セルフヘルプ・グループの自己物語論――アルコホリズムと死別体験を例に』（ハーベスト社，2009年）

伊藤智樹編著『ピア・サポートの社会学――ALS，認知症介護，依存症，自死遺児，犯罪被害者の物語を聴く』（晃洋書房，2013年）

水津嘉克・伊藤智樹・佐藤恵編『支援と物語（ナラティヴ）の社会学――非行からの離脱，精神疾患，小児科医，高次脳機能障害，自死遺族の体験の語りをめぐって』（生活書院，2020年）

開かれた身体（しんたい）との対話
――ALSと自己物語の社会学

2021年１月20日　初版第１刷発行　　＊定価はカバーに表示してあります

著　者　伊藤智樹©
発行者　萩原淳平
印刷者　藤森英夫

発行所　株式会社　晃洋書房
〒615-0026　京都市右京区西院北矢掛町７番地
電話　075(312)0788番(代)
振替口座　01040-6-32280

装丁　尾崎閑也　　印刷・製本　亜細亜印刷㈱

ISBN 978-4-7710-3427-3

JCOPY 〈(社)出版者著作権管理機構 委託出版物〉